LA CÁMARA HIPERBÁRICA: CIENCIA, NO MILAGRO

DRA. NINA SUBBOTINA

Alexandria Library
MIAMI

© 2013 Nina Subbotina

www.hipercamaras.com.ar
hipercamaras@gmail.com
www.alexlib.com/nina

ISBN: 978-1494360870
Library of Congress Control Number: 2007934387

Todos los derechos reservados.
Prohibida la reproducción total o parcial en cualquier medio, sea electrónico, mecánico, fotocopias o grabación, sin el previo permiso escrito de la autora.

Segunda Edición corregida y aumentada, 2013

Alexandria Library Publishing House
info@alexlib.com

Este libro está a la venta en Amazon.com

Agradezco a los doctores Héctor Campos, Roberto Jacobino, Nicolás Carrieri, Alejandro Vinicoff y Leonardo Gulman por sus inestimables correcciones.

Va también mi agradecimiento al doctor Jorge Pisarello y al staff del Centro de Medicina Hiperbárica Buenos Aires que, de una u otra manera, han contribuido a la aparición de este libro que es una actualización del mismo publicado en 2007.

Para mi familia, mi marido y mis hijos, quienes siempre están conmigo dándome el apoyo espiritual y el afecto necesario para continuar y seguir avanzando en mi tarea, aunque sea a la distancia, va mi agradecimiento más profundo.

La autora

ÍNDICE

Prólogo 7
El oxígeno y la cámara hiperbárica 9
Úlceras o heridas que no se curan 21
Pie diabético 28
Gangrena gaseosa
y otras infecciones 40
Traumatismos graves 49
Humo y gases tóxicos: Tragedia de República
Cromagnon 64
Necrosis después de la radiación 78
Necrosis ósea aséptica 94
Sordera súbita y trauma acústico 99
Lesiones cerebrales 108
Niños con autismo 119
Parálisis cerebral 127
Contraindicaciones, efectos adversos
y complicaciones 135
Oxígeno hiperbárico y anti-aging 141
Más de cien años salvando buzos 150

Prólogo

La cámara hiperbárica se popularizó en la primera mitad del siglo XX por su éxito en el tratamiento de la enfermedad del buceo, a veces mortal. No fue hasta la segunda mitad de siglo que se comenzó a utilizar en distintas patologías: gangrena gaseosa, intoxicación por monóxido de carbono, necrosis por radiación, quemaduras, pie diabético y traumas graves. En la actualidad se aplica experimentalmente en el tratamiento de la parálisis cerebral, el autismo y como anticangerígeno.

En esta entrega, como en el anterior texto para especialistas *Medicina hiperbárica*, la Dra. Subbotina describe tratamientos refrendados por la "medicina basada en la evidencia", práctica que requiere la integración de datos clínicos individuales con la mejor evidencia derivada de investigaciones sistemáticas. Los tratamientos expuestos en este título reflejan el estado actual de conocimientos en la especialidad.

El principio físico y biológico en que se basa la cámara hiperbárica es simple y sólido. La principal función del sistema circulatorio es llevar a cada célula del organismo, a través de la sangre, el oxígeno absorbido en los pulmones. La cámara hiperbárica permite llevarles oxígeno en mayor cantidad. Lo hace aprovechándose de una ley física: los gases se disuelven en mayor proporción en un líquido si están bajo presión. El líquido es la sangre o plasma; el gas a disolver es el oxígeno que se respira dentro de la cámara, directamente o mediante máscara; la mayor presión se consigue bombeando hacia la cámara hermética oxígeno o aire. Las células asfixiadas por la falta de oxígeno, debido por lo general a problemas circulatorios, se recuperan.

Quizás la mejor prueba de la eficacia del método es que los servicios sociales y seguros de salud de muchos países pagan por la oxigenoterapia hiperbárica. En Estados Unidos se reconoce oficialmente la cámara hiperbárica para: embolismo aéreo o gaseoso; intoxicación por monóxido de carbono; intoxicación por monóxido de carbono complicado por cianuro; gangrena gaseosa (mionecrosis clostridial); trauma por aplastamiento, síndrome compartimental y otras isquemias agudas; enfermedad por descompresión; cicatrización de heridas refractarias; anemia excepcional, absceso intracraneal; infecciones necrotizantes de tejidos blandos; osteomielitis (refractaria); necrosis por radiación; injertos y colgajos en riesgo; quemaduras térmicas; y desde 2011 para la sordera súbita.

La medicina hiperbárica tiene un espacio bien ganado en la medicina moderna, como lo demuestran más de 8.000 cámaras hiperbáricas en el mundo, decenas de organizaciones profesionales en la especialidad, y profusión de investigaciones, libros y artículos científicos sobre la materia. Más importante: infinidad de personas que agradecen su cura a este tratamiento no invasivo ni doloroso.

Esperamos que con este libro de divulgación útil a médicos y trabajadores de la salud, también muchos pacientes conozcan las posibilidades de curación de la oxigenoterapia hiperbárica para sus dolencias, y consulten a sus médicos sobre ella.

El editor

El oxígeno y la cámara hiperbárica

Julio Verne (1828-1905), el famoso autor francés de novelas de aventuras tales como *"Veinte mil leguas de viaje submarino"*, pionero en el género de ciencia ficción, además de profetizar muchos inventos de la tecnología moderna, fijó su atención en el oxígeno, ese gas casi milagroso, a expensas del cual vivimos.

En su relato *"Una Fantasía del doctor Ox"*, Verne describe la letárgica vida de los habitantes de Quiquendone, una hipotética ciudad en el corazón de Flandes (parte de Bélgica), a donde llega el doctor Ox. El científico propone proveer de luz al pueblo por medio de un prometedor sistema de gas "oxhídrico". Las autoridades aceptan la oferta de obtener mejor iluminación sin cargo. El doctor usa la electrólisis del agua para producir oxígeno, el cual a través de una red de tuberías entra en las casas. El doctor Ox actúa como si fuera benefactor de la ciudad, pero hace estas instalaciones con el oculto propósito de estudiar en gran escala el efecto de la mayor cantidad de oxígeno sobre humanos, animales y plantas.

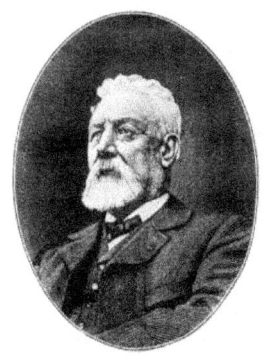

Julio Verne

> La cámara hiperbárica moderna es un recinto cerrado dentro del cual se respira oxígeno puro a la vez que todo el cuerpo está sometido a una presión mayor que la atmosférica.

Durante la construcción de la red, el porcentaje de oxígeno en el aire aumenta y la apacible comunidad se torna animada. La gente, que vivía en estado somnoliento, comienza a despertarse, se hace más activa y casi le declara una guerra a una comunidad vecina. Los habitantes adquieren un ímpetu impresionante y las plantas comienzan a producir flores y frutos más grandes y bellos.

¿Cuál es la causa de este cambio en el carácter de las personas en Quiquendone? Es algo en el aire, que sólo el doctor Ox y su asistente conocen.

Julio Verne termina el libro con una pregunta retórica: la valentía, el coraje, el talento, la agudeza de espíritu, la imaginación –esas características humanas tan notables–, ¿están determinadas por la presencia del oxígeno?

¿Qué es el famoso oxígeno?

El oxígeno es el gas de la vida. No podemos tolerar ni cinco minutos sin oxígeno. Es una droga a la cual todos somos "adictos". La sangre transporta el oxígeno desde los pulmones a todo el cuerpo en dos formas: unido a la hemoglobina (proteína principal de los glóbulos rojos) y disuelto en el plasma (parte líquida de la sangre).

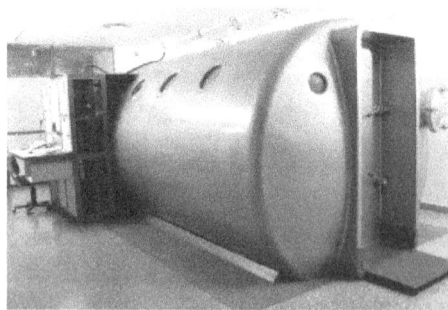
Exterior de una cámara multiplaza.

El oxígeno es una sustancia imprescindible para respirar y producir energía: los éxitos deportivos son logrados por aquellas personas que utilizan mejor el oxígeno para producir energía en sus músculos. Además hoy en día sabemos que el oxígeno tiene otras funciones, en particular, ayuda a los glóbulos blancos a aniquilar las bacterias y otros microbios que entran en nuestro organismo, protegiéndonos contra las infecciones. Ayuda a curar algunas enfermedades, salvar intoxicados por monóxido de carbono y puede reanimar enfermos graves.

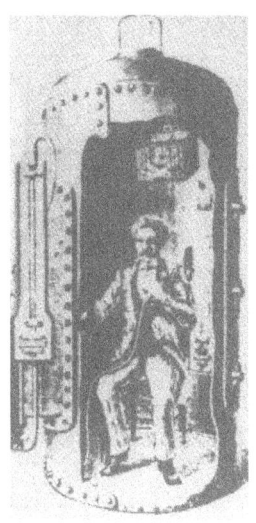

Paul Bert (padre de la fisiología hiperbárica) en una cámara experimental.

La cámara hiperbárica

La humanidad adquirió un arma terapéutica muy potente al aprender a aplicar el oxígeno en forma hiperbárica.

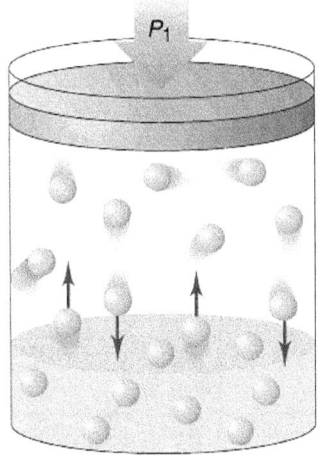
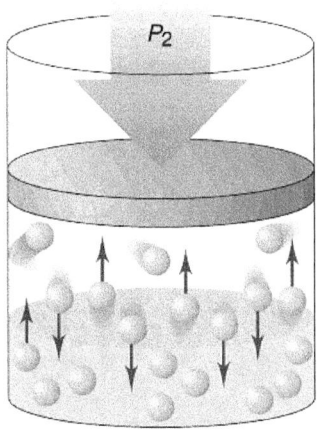

A mayor presión externa, mayor la cantidad de gases disueltos en un líquido.

	CUANDO SE RESPIRA AIRE	
	Si el cuerpo está sometido a:	Oxígeno disuelto en 100 ml de sangre
	Presión atmosférica normal (1ATA)	0,3 ml
	En cámara a 2ATA	0,6 ml
	En cámara a 3ATA	0,9 ml

CUANDO SE RESPIRA OXÍGENO PURO		
	Si el cuerpo está sometido a:	Oxígeno disuelto en 100 ml de sangre
	Presión atmosférica normal (1ATA)	2,1 ml
	En cámara a 2 ATA	4,5 ml
	En cámara a 3 ATA	6,8 ml

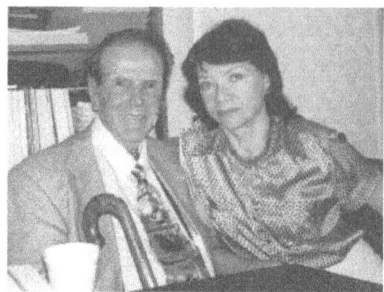

El Dr. Neubauer y la autora en el Ocean Hyperbaric Center. Lauderdale-by-the Sea, Fl.

Muchos piensan que el oxígeno hiperbárico es milagroso: *"no es milagro, es ciencia"*, decía el doctor Neubauer, quien fuera en vida director del *Ocean Hyperbaric Center*, en *Lauderdale-by-the Sea*, Florida, Estados Unidos, y quien durante décadas se dedicó a esta rama de la medicina.

La cámara hiperbárica (*hiper* - mayor; *bar* - unidad depresión), es un recinto cerrado, habitualmente metálico, en el que se somete a la persona a una presión mayor que la atmosférica. Han transcurrido tres siglos y medio desde el invento de la cámara hiperbárica. Fue en 1662, cuando un clérigo inglés, Henshaw, supuso que bajo ciertas condiciones, estar sometido a una presión mayor que la atmosférica podía ser favorable para un paciente. Al principio, solamente se usaba aire a mayor presión.

Al inicio del siglo XX, durante la construcción del Canal de Panamá, se utilizó por primera vez la cámara para tratar la *enfermedad de caisson* o cajón (actualmente se llama enfermedad por descompresión), que sufrían los trabajadores al salir del cajón, cuando la presión que rodeaba al cuerpo disminuía bruscamente[1]. Algunos obreros, a los pocos minutos de la salida, presentaban dolores osteoarticulares, manchas en la piel y, en ocasiones, lesiones neurológicas invalidantes. El tratamiento consiste en volver

---

1. *Caisson* (francés) o cajón es un recinto para permanencia de obreros en su interior. Los cajones se colocaban en el fondo de un río o lago, e insuflaban con aire a la presión que era suficientemente alta para no permitir la penetración del agua adentro del cajón y de este modo hacía posible realizar trabajos de construcción de cimientos. Los cajones se levantaban para que pueda salir la gente al terminar el trabajo.

al accidentado a la presión anterior dentro de una cámara hiperbárica y después disminuir esta presión muy lentamente. La idea de usar el oxígeno puro en estos casos fue aprobada y recomendada en los años 30 del siglo pasado, en Inglaterra.

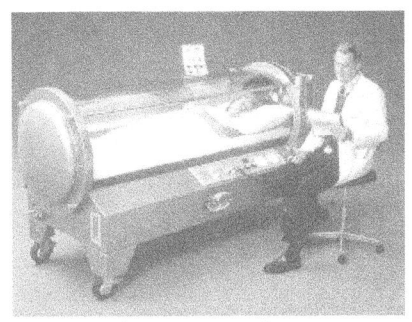

Cámara monoplaza
Cortesía de Sechrist Industries, Inc.

Debido a ciertas leyes físicas, la mayor presión a la que está sometido el cuerpo dentro de la cámara, hace que una mayor cantidad del oxígeno inhalado se disuelva en la sangre o plasma. Esto aumenta la presencia de oxígeno en todo el organismo.

En los años cincuenta el Dr. Boerema, el famoso cirujano torácico de Ámsterdam, hizo un experimento trascendente: reemplazó por solución fisiológica toda la sangre de cerdos que inhalaban oxígeno dentro de una cámara hiperbárica. Los cerdos pasaron de color rosado a blanco, pero continuaron viviendo sin sangre, conservando toda su energía, algo imposible fuera de la cámara hiperbárica. A partir de la publicación de su artículo *"La vida sin sangre"* (1960), cientos de investigaciones médicas exitosas han ido expandiendo la aplicación de la oxigenoterapia hiperbárica a diferentes patologías. Los conceptos de "oxígeno hiperbárico", abreviado como OHB o HBO_2 y "oxigenoterapia hiperbárica", con siglas HBOT (*"hyperbaric oxygen therapy"* en inglés) entraron en el diccionario médico.

Cámaras monoplaza y multiplaza

Las cámaras hiperbáricas modernas pueden albergar a una persona (cámara monoplaza) o a varias a la vez

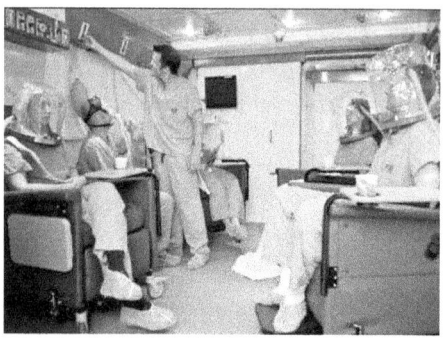

Interior de la cámara hiperbárica multiplaza Fink DL8. *Cortesía de Lin Weaver, MD, del Centro Médico Intermountain, Murray, Utah.*

(cámara multiplaza). De forma generalmente cilíndrica, que algunos comparan con un submarino en miniatura, la monoplaza se presuriza con oxígeno y la multiplaza con aire. El paciente ingresa en una cámara hiperbárica a presión atmosférica, después la cámara se cierra, comienza a entrar oxígeno en la monoplaza o aire en la multiplaza, y la presión se eleva. El paciente en la monoplaza respira el mismo oxígeno con el cual se aumenta la presión. En una cámara multiplaza la presión se eleva con aire y los pacientes respiran el oxígeno mediante máscaras. El efecto terapéutico es el mismo. Al terminar la sesión, la presión baja gradualmente y al llegar al nivel de la presión atmosférica, la cámara se abre y los pacientes salen fuera del recinto.

Actualmente en las mejores clínicas de Europa, Estados Unidos y Australia se utilizan cámaras multiplaza rectangulares que parecen habitaciones comunes. Éstas permiten atender a los pacientes graves por estar equipadas con aparatos de respiración asistida, y muchos otros necesarios para realizar todos los procedimientos de terapia intensiva.

Qué siente el paciente dentro de la cámara

En la mayoría de las cámaras monoplaza el paciente se encuentra acostado, mientras que en las multiplaza puede permanecer sentado o acostado, lo que depende de su estado de salud. Siempre se busca que se encuentre lo más cómodo posible y bajo atención profesional. El tratamiento generalmente dura entre 45 y 90 minutos. La presión aumenta paulatinamente hasta llegar al valor deseado, que se alcanza en unos 10-15 minutos. A medida que la presión aumenta se puede sentir un ligero dolor de oídos. Esto sucede por la diferencia de presión en la cámara y en el oído medio. Enseñamos a los pacientes cómo aliviar este efecto: la diferencia de presiones se compensa tragando a cada rato saliva o imitando el trago (se dice "tragando en seco") para igualar esas presiones. Una maniobra más potente consiste en tratar de exhalar aire con la boca y la nariz cerradas (maniobra de Valsalva), se pueden imitar movimientos de masticar, abrir y cerrar la boca o bostezar. El efecto es similar al experimentado en el despegue y aterrizaje en un avión, cuando se sube o se baja una montaña y cuando se bucea.

Antes del tratamiento se realiza un examen a cada paciente. Si fuera necesario se pide una consulta con el otorrinolaringólogo para revisar los oídos y los senos paranasales, una radiografía de tórax, un electrocardiograma, o lo que haga falta para descartar la presencia de contraindicaciones. Desde el puesto de control exterior de la cámara multiplaza se chequea el interior mediante un sistema cerrado de televisión.

También existen "ojos de buey" (ventanillas) en las paredes de las cámaras para poder observar el interior desde afuera.

Seguridad en cámaras hiperbáricas

El oxígeno no es combustible, pero es necesario para que se produzca la combustión. Su exceso en el aire facilita la ignición, por lo que en todos los servicios de medicina hiperbárica se toman estrictas medidas de seguridad para evitar incendios y explosiones. Dentro de la cámara están prohibidos los artefactos eléctricos y electrónicos, fósforos, cigarrillos, encendedores, teléfonos móviles, etc.

Cuando el personal de salud necesita entrar urgentemente a una cámara multiplaza presurizada o salir de ésta sin que pierda presión, se usa la antecámara, un espacio hermético, contiguo a la cámara, y separado de ésta por una compuerta. La presión de la antecámara puede controlarse de forma independiente a la presión de la cámara. Por ejemplo, si en la cámara con pacientes se necesita un médico, éste entra a la antecámara, en la cual se eleva la presión hasta igualar la de la cámara, la compuerta se abre sólo cuando las presiones en cámara y antecámara son iguales y el profesional pasa a la cámara.

Si es necesario entregar adentro un medicamento, una jeringa, o cualquier otro elemento indispensable para el tratamiento, se usa la exclusa, una pequeña camarita que, de la misma manera que la antecámara, permite conservar la presión dentro de la cámara sin modificarla.

La medicina hiperbárica como especialidad

Los pacientes que arriban para ser atendidos en cámara hiperbárica suelen sufrir patologías muy diferentes. A veces llegan en estado de coma, por ejemplo, los intoxicados por monóxido de carbono, con gangrena gaseosa y por accidente de buceo. Los médicos hiperbaristas deben estar muy bien preparados para atenderlos.

Hasta el momento no existe la carrera universitaria de esta especialidad, si bien hay cursos postgrado de medicina hiperbárica reconocidos internacionalmente. Los profesionales que se desempeñan en esta área deben conocer los efectos de los cambios de presión sobre el organismo humano, la física de los gases, la bioquímica de las especies reactivas del oxígeno, el funcionamiento de la cámara hiperbárica, los protocolos de tratamiento para cada patología, los eventuales cambios de medicación y la estrategia multidisciplinaria que se debe aplicar a muchos casos.

El conocimiento de médicos sobre la oxigenoterapia hiperbárica y su actitud

¿Cómo se administra el tratamiento a un paciente en la cámara hiperbárica en la práctica? ¿Tienen todos los pacientes acceso a este método? ¿Existen algunas barreras para la aplicación de oxigenoterapia hiperbárica si los pacientes la necesitan?

A veces hablando con el paciente o su familia sobre la estrategia del tratamiento, y de cómo poder llegar a la cobertura de OHB por las Obras Sociales o medicina prepaga, escucho que el doctor "X" o el doctor "Y" no cree en la cámara hiperbárica. Siempre digo que la cámara hiperbárica no es cuestión de fe, es la ciencia médica.

Y después pienso: ¿esto ocurre sólo en Argentina? ¿Existe algún rechazo de la oxigenoterapia hiperbárica en otros países por parte de los médicos?

Fue muy interesante encontrar un estudio sobre este tema. Un grupo de investigadores canadienses y estadounidenses analizaron el conocimiento de la medicina hiperbárica por los médicos de atención primaria. En 2006 en una conferencia de medicina fue hecha una encuesta referente a OHB. Resulta que menos de un 10% de doctores tiene un conocimiento sólido sobre la medicina hiperbárica, pero un 57% tiene buena actitud hacia esta rama de medicina. En su mayoría son médicos con unos 20 años de práctica y quienes ya cuentan con una experiencia positiva en sus pacientes tratados en cámara hiperbárica.

Los investigadores proponen educar a los especialistas de atención primaria en temas de medicina hiperbárica. Su buena disposición hacia el método permite considerar que la educación será una solución al problema. Esta educación implica un gasto que posteriormente dará ahorros en recursos de salud.

¿Y los pacientes? ¿Qué saben sobre la OHB y cuál es su postura frente a este tratamiento?

Un estudio realizado en Suecia revela que los pacientes diabéticos con lesiones graves en los pies consideran la OHB como una parte necesaria del sistema de salud de buen nivel, ellos aceptan este ambiente de alta tecnología, su aspecto técnico y su relación con el personal. Pero también en Suecia, un país líder de estándares médicos y sociales, los pacientes notan algunos problemas, más bien en comunicación con galenos de otras especialidades y la falta de responsabilidad de algunos de ellos en incorporar la cámara hiperbárica en la cadena de los servicios de salud.

ÚLCERAS O HERIDAS QUE NO SE CURAN

Cualquier apertura o rotura de la piel es una herida. Las heridas se producen cotidianamente y pueden afectar a cualquiera de nosotros. Las úlceras son lesiones, heridas o llagas que no cierran porque está alterado el mecanismo normal de curación. Son más comunes en gente de mayor edad o enferma.

En el año 2009, en Estados Unidos, 6,5 millones de personas padecieron de úlceras crónicas y el costo de su atención para el año 2010 fue proyectado en 15,3 mil millones de dólares[2]. La aplicación de la cámara hiperbárica, como parte del tratamiento integral de las heridas crónicas, permite evitar las amputaciones de miembros o hacerlas menores (amputar el pie salvando la pierna en riesgo, o amputar el dedo y salvar el pie), además ayuda a rehabilitar al paciente y acorta el tiempo de internación.

¿Por qué no se curan las úlceras?

Una herida puede afectar sólo la capa más superficial de la piel, pero a veces también los tejidos más profundos que le sirven de sostén. La curación de una herida depende de su profundidad y de su tamaño, y no debe durar más de dos o tres meses. Las que no se curan durante este tiempo

---
2. http://www.ncbi.nlm.nih.gov/pmc/articles/PMC2810192/

se llaman crónicas, y a medida que pasa el tiempo se hacen más y más difíciles de tratar. El famoso médico griego considerado el padre de la medicina –Hipócrates–, dijo: "*La curación es cuestión de tiempo, pero a veces también cuestión de oportunidad*". Si la úlcera se hace crónica, la oportunidad de curación disminuye.

Para el proceso de curación se necesita energía. Ésta se produce en cada célula con el oxígeno que llega mediante la circulación de la sangre. El oxígeno atraviesa la pared de los vasos sanguíneos más finos llamados "capilares" y entra en los tejidos. Los nervios, que abundan en la piel, son muy importantes para la curación: guían este proceso como un director de orquesta. Los nervios están alterados en pacientes diabéticos, con antecedentes de poliomielitis, que han sufrido un accidente cerebrovascular o padecen otras enfermedades neurológicas.

La falta de circulación sanguínea dificulta la llegada de oxígeno a los tejidos, lo que es común en pacientes con diabetes o con enfermedad arterial de miembros inferiores[3]. Las células se sienten sofocadas y son incapaces de crecer y reproducirse, algo imprescindible para la curación. Si la cantidad de oxígeno alrededor de la herida es pobre, puede producirse infección y el proceso de curación se complica.

En el pasado, el primer objetivo del tratamiento era proteger la lesión con un vendaje, y se dejaba a la naturaleza la reconstrucción de las estructuras afectadas. Hoy en día, el tratamiento debe proveer lo que no aporta el organismo.

---

3. La enfermedad arterial de miembros inferiores es un bloqueo parcial o total de la circulación arterial de las piernas. El flujo sanguíneo alterado puede causar problemas en cualquier parte de la pierna o del pie, lo que depende del nivel de la obstrucción. La aterosclerosis, o endurecimiento de las paredes arteriales, se considera como la causa primaria.

La tecnología moderna (cámara hiperbárica, terapia con la presión negativa tópica, aplicación de células de tejido humano vivo, materiales obtenidos por bioingeniería, diferentes apósitos, geles, pomadas con factores de crecimiento, etc.), está destinada a crear un clima ideal para la curación de las heridas. En ese ambiente se da mucha importancia al suministro de oxígeno en cantidad necesaria.

Papel del oxígeno en el tratamiento de heridas

- Produce la energía necesaria para que las células sobrevivan, se multipliquen y crezcan para llenar el defecto que ocasionó la úlcera.

- Estimula la formación de nuevos vasos sanguíneos e incrementa la actividad de las células que "fabrican" colágeno, que es la sustancia básica de curación.

- Entra como un elemento estructural en la misma molécula de colágeno.

- Recupera el estado de los nervios, que vuelven a transmitir bien la información y a dirigir la curación.

- Mejora las defensas contra los microbios porque:

    1. inhibe el crecimiento de las bacterias que no toleran la presencia de oxígeno (anaerobias);

    2. aumenta la capacidad de los glóbulos blancos de destruir los microorganismos (fagocitosis);

    3. potencia el efecto de algunos antibióticos.

- Hay tres efectos adicionales importantes del oxígeno hiperbárico en la curación de las heridas que antes desconocíamos. El oxígeno:

    1. aumenta la sensibilidad de las células a los "factores de crecimiento", que son sustancias que hacen

crecer el tejido más rápidamente y además los mismos "factores" incrementan en cantidad bajo las condiciones de oxígeno hiperbárico;

2. moviliza las células "madre" de la médula ósea a la circulación sanguínea, con lo que estas células llegan a úlceras y heridas, donde habitualmente son escasas;

3. sus formas activas, llamadas "especies reactivas de oxígeno", operan como moléculas de señalización, propagando "mensajes" al núcleo de cada célula, indicando cuáles sustancias debería producir –en otras palaras– transmiten las señales entre las células y dentro de ellas.

El oxígeno hiperbárico resulta ser mucho más que un alivio para la célula sofocada.

La cámara hiperbárica acelera la curación de las heridas

Los primeros en observar este fenómeno fueron los buzos de Jacques Yves Cousteau[4], quienes notaron que sus heridas se curaban más rápidamente mientras vivían en un hábitat submarino a 10 metros por debajo de la superficie del Mar Rojo. Esto ocurría porque a esa profundidad la presión es dos veces superior a la atmosférica, con lo cual se duplica la cantidad de oxígeno disuelto en sangre y él penetra mejor en los tejidos.

La cámara hiperbárica hace que llegue más oxígeno a los tejidos aunque la circulación del paciente sea pobre. Sin embargo, no es necesario vivir en una cámara hiperbárica para acelerar la curación de las heridas. Sólo se necesita

---

4. El célebre oceanógrafo francés, autor de la idea de la "Casa submarina", que llevó a dos de sus hombres a vivir durante toda una semana bajo el mar.

recibir el oxígeno durante una hora u hora y media por día. Terminada la sesión, el oxígeno extra permanece en los tejidos un tiempo más, razón por la cual se produce un efecto terapéutico adicional.

- **¿Cuándo comenzar el tratamiento?** Mientras más precozmente se atiendan las úlceras, el tratamiento será más eficaz, porque con el tiempo, por debajo de la superficie ulcerada crecen elementos fibrosos que endurecen y tensan los tejidos, lo que empeora la circulación y retrasa la curación.
- **¿A qué presión someter a los pacientes?** Generalmente basta con una presión dos veces mayor que la atmosférica respirando oxígeno puro.
- **¿Qué duración debe tener cada sesión?** Habitualmente una hora.
- **¿Con qué frecuencia?** Depende de la evolución clínica del paciente: diariamente, cada dos días o dos veces por semana.
- **¿Cuántas sesiones?** Según nuestra experiencia, un promedio de cuarenta sesiones.

Recomendaciones

- Si durante treinta días de terapia estándar la úlcera o herida no se cura, debe consultarse con el médico sobre la necesidad de la oxigenoterapia hiperbárica.
- La oxigenoterapia hiperbárica es una terapia suplementaria en el tratamiento de las heridas. La atención médica, la cirugía, la aplicación de antibióticos cuando sea necesaria, la atención sicológica, y otros elementos, pueden formar parte del proceso de curación.
- La combinación con otras técnicas hace el tratamiento más eficaz. Por ejemplo, es muy favorable el uso

simultáneo de la oxigenoterapia hiperbárica y de los apósitos modernos.
- Durante el tratamiento se debe evitar que el paciente sufra frío, dolor o estrés. Tampoco debe fumar. Todas estas condiciones estrechan los vasos sanguíneos y el flujo de sangre disminuye. En particular, fumar un cigarrillo contrae las arterias durante una hora. Si se fuman cinco al día, la sangre no llegará como debe a las piernas durante cinco horas. Fumar un paquete completo afecta la circulación normal durante veinticuatro horas.

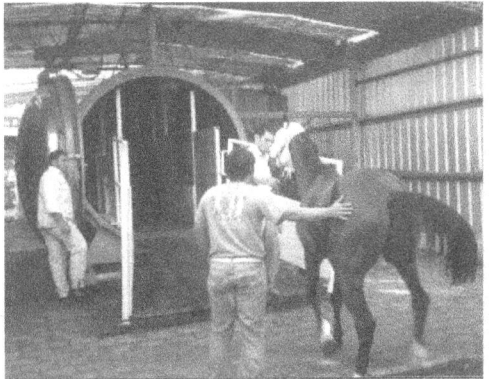

Caballo árabe a punto de ser introducido en la cámara hiperbárica para tratarle una herida grave en la cabeza.

Es de conocimiento popular que a los pura sangre que sufren fracturas en sus patas se les sacrifica. Sin embargo, se tratan algunos de estos casos con éxito en una cámara hiperbárica especialmente diseñada para caballos.

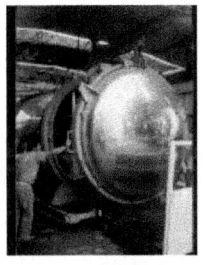

El doctor Federico Oyuela, del centro veterinario del hipódromo de San Isidro, en Buenos Aires, Argentina, nos mostró la radiografía de la pata de un animal con fractura expuesta que se logró consolidar después de una serie de tratamientos en la cámara hiperbárica.

Aquellos incrédulos que atribuyen los efectos beneficiosos de la cámara hiperbárica a la sicología humana, como si este tratamiento actuara de placebo, quizás vuelvan a pensarlo al ver estas curaciones en animales.

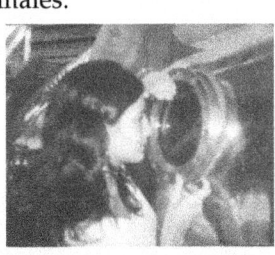

Veterinaria a cargo de la cámara hiperbárica observa a su paciente.

Pie diabético

Frente a mí está sentada una mujer de unos 45 años, atractiva, bien cuidada. Hace cuatro días fue a una fiesta. No sintió ninguna molestia mientras que en el dedo gordo de su pie derecho sucedía un drama. Se le había roto la media, que hizo un nudo corredizo sobre el dedo. Cuando volvió a la casa y se descalzó encontró el dedo color violáceo.

Hubo que amputar el dedo, pero el proceso siguió con riesgo de perder el pie. ¿La causa? Ser diabética. Comenzamos el tratamiento en la cámara hiperbárica. La paciente respira oxígeno puro mientras su cuerpo está sometido a una presión que es el doble de la exterior. Según una ley de física de los gases, cuando la presión aumenta el oxígeno se hace más soluble en la sangre, por lo que penetra a mayor profundidad en los tejidos. Las células que se sentían asfixiadas empiezan a recuperarse.

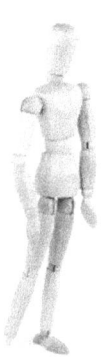

El tratamiento duró casi un mes, cinco veces por semana, una hora cada sesión. Primero, la piel del pie recobró su color normal y en el borde del área amputada apareció un nuevo tejido rojo llamado "tejido de granulación" que se forma por el desarrollo de nuevos capilares a partir de los vasos sanguíneos dañados en la zona lesionada.

Poco a poco, sobre ese tejido, creció la piel nueva. Ya desapareció el riesgo de perder el pie y ella volvió a su vida normal

Azúcar (glucosa) en la sangre

Estrictamente hablando, lo que se encuentra en sangre, es glucosa o parte de la molécula de azúcar. Usamos la palabra "azúcar" para simplificar la explicación. Los pacientes diabéticos que no cumplen con las indicaciones del tratamiento, tienen exceso de azúcar en la sangre.

Cuando explico a mis pacientes esta enfermedad, utilizo un símil entre su organismo y un edificio de oficinas en el que hubiera que contar, cada vez que se necesite abrir las puertas, con un conserje llamado Insulina. Pensemos que las oficinas son las células del organismo, los pasillos las arterias y la gente el azúcar. Cuando Insulina asiste al trabajo y está de buen humor, no hay ningún problema. Si desaparece (diabetes tipo 1) o trabaja con pereza (diabetes tipo 2), no abre las puertas y los empleados no pueden entrar a sus oficinas. Los pasillos quedan llenos de gente y las oficinas, vacías. Es decir, la insulina regula la entrada del azúcar a las células. La sangre de un diabético sin tratamiento adecuado tiene más azúcar que la cantidad necesaria, y sus células menos.

> Como fue demostrado en prospectivos estudios clínicos aleatorios con grupo de control, la oxigenoterapia hiperbárica (OHB), agregada a la terapia estándar que incluye revascularización, limpieza quirúrgica, tratamiento de infección y control de nivel de azúcar en sangre, disminuye la cantidad de amputaciones comparada con la terapia estándar sin OHB.

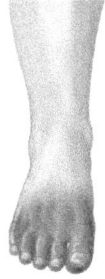

¿Para qué necesitamos el azúcar y el oxígeno?

El azúcar o la glucosa en sangre es la fuente principal de energía corporal. Otro elemento indispensable es el oxígeno. En la reacción entre la glucosa y el oxígeno se produce energía. Una célula se va deteriorando hasta morir sin oxígeno, pero si éste llega a tiempo, la célula se puede recuperar.

Problemas del exceso de glucosa

El exceso de glucosa en sangre se llama hiperglucemia[5]. La hiperglucemia crónica, aunque no muy alta, puede producir una serie de complicaciones afectando riñones, arterias, nervios, retina y otras partes del cuerpo. La hiperglucemia induce una cadena de reacciones químicas: la glucosa es una sustancia químicamente activa y se "pega" a otros elementos de nuestro cuerpo. Los músculos, los tejidos que separan los músculos (fascias) y los tendones, quedan afectados por el exceso de glucosa. Quedan "glucosilados" y se hacen más pegajosos, como una goma vieja.

¿Cuál es la consecuencia? Si a una persona no diabética se le tuerce el pie, se le hace un moretón o hematoma que se reabsorbe poco a poco. En un paciente diabético, por esa "pegajosidad" de los tejidos, se produce una lesión mayor, en muchos casos acompañada con la muerte (necrosis) de parte de las células.

Al producirse la necrosis, por ejemplo, de un dedo, los glóbulos blancos tratan de aislarlo y se acumulan en la zona afectada. Así comienza la inflamación, una reacción universal, por lo general una respuesta protectora que trata

---

5. La palabra "hiperglucemia" tiene el origen griego:*hyper*, significa "demasiado"; *glyc*, "dulce" y *emia* "de la sangre".

de restaurar los tejidos lesionados. Pero superado cierto nivel, se torna una reacción dañina.

Defensas insuficientes contra la infección

Algunos vasos sanguíneos se han roto durante el traumatismo y no hay irrigación suficiente. Se bloquea el flujo de sangre, y esa zona se hincha. La circulación empeora y se involucra en el proceso un área cada vez mayor. Se crean condiciones favorables para el desarrollo de microbios, y comienza la infección.

Se endurece la membrana de los glóbulos rojos (células de la sangre que transportan el oxígeno)

En las personas sanas los glóbulos rojos tienen su membrana externa flexible, por lo que fácilmente cambian su forma, de redonda a oval, lo que les permite circular por los vasos sanguíneos más pequeños llamados capilares. En un paciente diabético por hiperglucemia los glóbulos rojos se hacen tan rígidos que muchos no pueden deslizarse por los capilares de tamaño un poco menor que ellos, pues no cambian a la forma oval. Es decir, no pueden llevar oxígeno por esos capilares a los tejidos.

Alteración de los nervios o neuropatía diabética

El exceso de glucosa en sangre produce otro trastorno muy importante: el daño a los nervios. Esto dificulta la tarea de

---

Cuándo utilizar OHB

- Si la herida no mejora en 4 semanas de terapia estándar, considerar OHB.
- Todas las terapias estándar deben seguir aplicándose.

transmitir mensajes entre el cerebro y otras partes del cuerpo. El paciente puede sentir entumecimiento o falta de sensibilidad, hormigueo en los pies, dolor, ardor y debilidad muscular. Como los nervios no pueden ejercer el control necesario, las glándulas sudoríparas tampoco funcionan bien y la piel se torna seca y quebradiza.

La pérdida del control nervioso junto con la debilidad muscular modifica los reflejos, cambiando el modo de caminar. Esto lleva a las deformidades de los pies, por ejemplo, aparecen dedos "martillo", aumenta la presión sobre algunas áreas al caminar, aparecen callosidades y ampollas. Esto ocurre aún más fácil, si el zapato es incómodo, pero el paciente no lo siente.

Resistencia a la insulina

Muchos pacientes con diabetes tipo 2 tienen resistencia a la insulina. Esto significa que el mecanismo normal de interacción entre la insulina y las células se quebró. El cuerpo no puede utilizar la insulina eficientemente. Para tratar de mantener el nivel normal de azúcar en la sangre, el páncreas descarga más y más insulina. Gradualmente, las células que producen insulina en el páncreas se vuelven deficientes y por último disminuye su número total.

Insuficiencia vascular periférica

El paciente a menudo refiere: "*Me dijo el doctor, que no tengo circulación en los pies. ¿Por qué?*"

La resistencia a la insulina está asociada a una proporción más alta del colesterol "malo" y niveles bajos del colesterol "bueno" en la sangre. Por ello, en las paredes de las arterias se depositan placas de grasa que dificultan el flujo sanguíneo. Consecuentemente no llega suficiente sangre a los pies. Ese deterioro de los vasos sanguíneos se llama "arteriopatía" o "vasculopatía" o "angiopatía".

¿Cómo actúa la oxigenoterapia hiperbárica?

Es importante constatar que la oxigenoterapia hiperbárica actúa en todos los eslabones de esa cadena de aparición de complicaciones.

- **Aumenta la cantidad de oxígeno** disuelto en sangre y este gas se difunde más profundamente en los tejidos haciendo posible su recuperación.
- **Compensa la falta de flexibilidad de la membrana** de los glóbulos rojos por aumentar la cantidad de oxígeno en forma soluble en sangre.
- **Disminuye la hinchazón.** La hinchazón (edema) que se forma alrededor del foco afectado es perjudicial. Es como si una bolsa de agua apretara las arterias. A causa de la diabetes, el flujo de sangre en las arterias es reducido por vasculopatía y, cuando aparece el edema, el flujo disminuye aún más. Es un círculo vicioso. La oxigenoterapia hiperbárica reduce la hinchazón.
- **Estabiliza los niveles de azúcar en la sangre.** Durante el tratamiento se observa una mejoría en el control de la diabetes. Se hacen más estables los niveles de azúcar en la sangre y se necesita menor cantidad de insulina inyectable o de pastillas que bajan ese nivel. Según los estudios realizados en diferentes países, disminuye la resistencia a la insulina y la mejoría en la oxigenación del páncreas también favorece a lograr un control más estricto de la glucemia.
- **Hace crecer nuevos capilares.** El oxígeno aumenta la síntesis de colágeno que es parte de nuestra "carne"

y piel, necesarias para cubrir el defecto con tejido nuevo. Para la producción de colágeno se requiere una cierta cantidad de oxígeno, y al faltar éste, el colágeno se debilita. Las úlceras, que parecía que iban a curarse, se abren de nuevo. Ese mismo colágeno es el material para formar nuevos capilares, lo que mejora la llegada de oxígeno y nutrientes. Con este mecanismo al fin se puede resolver el problema del pie diabético.

Médicos italianos midieron la cantidad de oxígeno en los pies de sus pacientes utilizando sensores transcutáneos[6]: si antes del tratamiento en cámara hiperbárica los pacientes tenían un nivel de oxígeno por debajo de un valor crítico, después de treinta o cuarenta sesiones ese nivel aumentó alcanzando valores casi normales, con los cuales no solamente se curaron las heridas, sino que también disminuyó el riesgo de nuevas lesiones.

- **Recupera las defensas contra la infección.** La capacidad de los glóbulos blancos de destruir las bacterias que invaden las heridas disminuye cuando falta el oxígeno. El tratamiento con oxígeno hiperbárico restablece esa capacidad, y potencia el efecto de algunos antibióticos.
- **Aumenta la cantidad de sustancias reguladoras.** En la jerarquía del proceso de curación el puesto principal lo ocupan unas sustancias llamadas "factores de crecimiento". Éstas dan señales a las células vecinas qué hacer en cada momento para curar la úlcera. La oxigenoterapia hiperbárica, al multiplicar la cantidad de receptores que captan los factores de crecimiento en la membrana de las células, propicia

---

6. Transcutáneo: relativo al procedimiento que se realiza a través de la piel.

la cicatrización. También aumenta la aparición de algunos factores de crecimiento.

¿Cuándo se debe iniciar el tratamiento?

Las lesiones muy pequeñas, como laceraciones y moretones, se curan solas. Las heridas que penetran en tejidos profundos, como huesos, fascias, tendones y articulaciones, necesitarán la oxigenoterapia hiperbárica junto a otros métodos: tratamiento de la diabetes y, cuando es posible, si hay un bloqueo de la circulación, la reconstrucción quirúrgica o la desobstrucción de las arterias: procedimiento llamado "revascularización".

Esto se logra mediante la inserción de desvíos llamados "by-pass" o "puentes" en las arterias ocluidas. Otro método es la angioplastia o dilatación de las arterias estrechadas. La mejoría de la circulación acelera la curación de las heridas. En muchos casos se aconseja emplear la cámara hiperbárica después de esta cirugía.

Pero en pacientes que por diferentes razones no pueden someterse a la cirugía de revascularización la cámara hiperbárica es el último recurso.

¿Cuántas sesiones y de qué duración?

La cantidad de sesiones varía individualmente, no hay dos pacientes iguales. Según la experiencia médica, el promedio es de cuarenta sesiones. Generalmente las sesiones son de una hora de duración, y en caso de infección severa noventa minutos como máximo.

¿Cuán eficaz es el tratamiento?

Jorge, un muchacho joven, diabético desde la niñez, se lastimó el dedo gordo del pie. El dedo se infectó muy

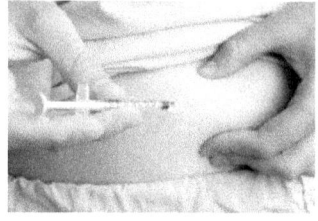 severamente y fue recomendada la amputación del pie. Lo tratamos con quince sesiones de cámara hiperbárica y, al mejorar notablemente, la recomendación de amputación fue solamente para el dedo. Después de otras quince sesiones también se salvó el dedo. Dos años después, al sufrir una lesión en el otro pie, vino de urgencia a vernos y el problema fue resuelto con solamente diez sesiones de cámara hiperbárica.

A veces viene a visitarnos. La última vez compartimos su alegría por haberse graduado en sicología en la Universidad de Buenos Aires.

La oxigenoterapia hiperbárica es efectiva sólo si el paciente pone de su parte. Si no cumple las indicaciones sobre su dieta y medicación, no realiza las curaciones de las heridas y los ejercicios físicos, el tratamiento será poco exitoso.

Hemos atendido a cientos de pacientes con pie diabético. Un 70-80% se curan o mejoran lo suficiente como para poder recibir un injerto de piel si la lesión es muy grande y hace falta esperar mucho para que cicatrice naturalmente.

En muchos casos se han evitado amputaciones o han sido menores que las anticipadas. Por ejemplo, se amputa solamente el pie, si se pensaba amputar la pierna, o solamente un dedo, si se pensaba amputar el pie. Nuestros resultados coinciden con los publicados en las revistas científicas internacionales. Médicos de Italia, Francia, Estados Unidos y Suecia también documentan que en muchos casos se logra salvar el miembro, minimizar la amputación y ayudar al paciente a volver a caminar.

La experiencia mundial de los últimos treinta años al aplicar la cámara hiperbárica para el tratamiento del pie diabético es grande. Mostramos a continuación una selección de datos internacionales.

Amputaciones		
Estudio	Con OHB	Sin OHB
Oriani 1990 (80)	5%	33%
Kalani 2002 (17)	12%	33%
Doctor 1992 (30)	13%	47%
Faglia 1996 (68)	9%	33%

Tabla 1. Porcentaje de amputaciones en el grupo de pacientes tratados con y sin oxigenoterapia hiperbárica. En paréntesis se indica el número de pacientes que participaron en este cálculo.

Curados		
Estudio	Con OHB	Sin OHB
Baroni 1987 (28)	88 %	10%
Oriani 1990 (80)	95%	67%
Stone 1995 (469)	78%	53%
Zamboni 1997 (10)	80%	20%
Abidia 2001 (18)	68%	29%
Kalani 2002 (17)	76%	48%

Tabla 2. Porcentaje de pacientes curados. En paréntesis se indica el número de pacientes que participaron en cada estudio.

Durante la última década aparecieron más artículos sobre este tema. En 2013 la prestigiosa revista *Mayo Clinic Proceedings* [88(2):166-175] publicó una revisión de los estudios sobre la eficacia de la oxigenoterapia hiperbárica en el tratamiento del pie diabético. La conclusión queda firme: OHB aumenta la cantidad de pacientes curados, reduce el riesgo de amputaciones, por lo cual mejora su calidad de vida.

No obstante, a veces emergen los estudios de rigor científico dudoso, como, por ejemplo, el de David Margolis y coautores [*Diabetes Care* 2013; 36 (7): 1961-1966], que compara los resultados de tratamiento en dos grupos de pacientes con pie diabético de diferente gravedad. Obviamente esto invalida las conclusiones del trabajo. Esta clase de estudios no deberían ser tomados con seriedad al decidir la indicación terapéutica de OHB.

Medicina basada en la evidencia y OHB en el tratamiento del pie diabético

Durante las últimas cuatro décadas en EE.UU. la cantidad de pacientes con diabetes aumentó seis veces. Las amputaciones de miembros inferiores en ese grupo de población crecieron de 67.000 en 1994 hasta 140.000 en el 2000. El costo económico y social de patología de los pies en pacientes diabéticos se hizo enorme.

Frente a este problema la revisión anual de los estudios basados en la evidencia permite encontrar métodos más efectivos para salvar los miembros y la vida del paciente. El líder en este campo, el Hospital de la Universidad de Georgetown en EE.UU. desarrolló el programa de rescate de miembros en pacientes diabéticos, que incluye el tratamiento integral: trabajo en equipo de cirujanos vasculares, plásticos, traumatólogos, diabetólogos, en conjunto con la tecnología moderna de curación de las heridas.

Las conferencias cuyo objetivo es lograr el consenso en tratamiento de estos pacientes se realizan anualmente. Se emiten las guías y recomendaciones. Parte importante de solución del problema del pie diabético es la oxigenoterapia hiperbárica. Así como otros componentes del tratamiento, la OHB no debe faltar.

En los últimos años gracias a un mejor control de la glucemia, cuidado de los pies y tratamientos avanzados, la tasa de amputaciones bajó de 11,2 por 1000 pacientes con diabetes en el 1996 a 3,9 por 1000 en el 2008. Pero todavía sigue siendo 8 veces más alta que en los pacientes no diabéticos. "Se necesita más trabajo", dice Nilka Ríos Burrows, magister en salud pública, epidemiólogo del Departamento de Diabetes de Centros de Control de Enfermedades de Estados Unidos.

Consejos para pacientes con diabetes

- Habiendo leído este capítulo, Usted ya tiene idea sobre la importancia del oxígeno hiperbárico en el tratamiento del pie diabético.

- Si usted sufre de una lesión en los pies que no se cura en treinta días, le recomiendo preguntar a su médico acerca de la oportunidad de agregar a su tratamiento la oxigenoterapia hiperbárica.

- La OHB debe iniciarse sin esperar las cuatro semanas de tratamiento estándar si el paciente tiene osteomielitis (infección de hueso) o infección necrotizante. Esta última es un tipo de infección muy grave que puede destruir el tejido corporal. La palabra "necrotizante" proviene de "necrosis" o muerte celular.

Al aplicar la oxigenoterapia hiperbárica, un 70-80% de pacientes con pie diabético se curan o mejoran.

En muchos casos se evitan amputaciones o éstas son menores que las anticipadas.

Gangrena gaseosa y otras infecciones

Las bacterias que producen enfermedades (bacterias patógenas) se clasifican en dos grupos: las que sobreviven y crecen en un ambiente oxigenado —aerobias— y las que no toleran el oxígeno y pueden morir en su presencia —anaerobias.

Las bacterias aerobias abundan en el ambiente, piel y mucosas.

Las anaerobias viven normalmente en zonas corporales donde hay poco oxígeno, por ejemplo, en el intestino (especialmente en el intestino grueso y en las heces), en la vagina, en la placa dental debajo de las encías, etc. Desde esos lugares pueden contaminar al resto del organismo y si se multiplican descontroladamente pueden producir infecciones graves, hasta fatales. En el medio ambiente sobreviven las anaerobias que forman esporas, que contagian el organismo por contacto

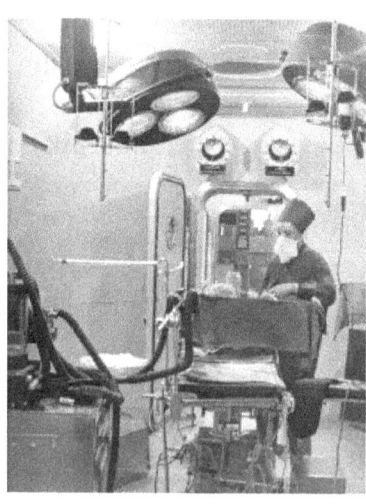
Quirófano dentro de una cámara hiperbárica en el Barocentro de Moscú.
Cortesía del Dr. S.N. Yefuni.

directo con la tierra como en el caso de un traumatismo.

El organismo posee varios mecanismos para matar las bacterias, uno de ellos es la destrucción de los intrusos por los glóbulos blancos (fagocitosis[7]).En los tejidos traumatizados o infectados (sépticos) la presencia de oxígeno disminuye, lo cual favorece la infección.

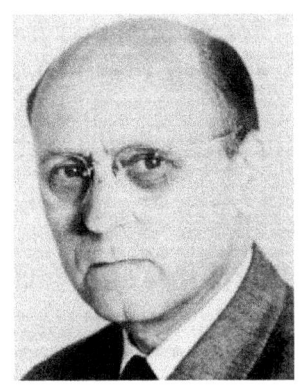
Ite Boerema, padre de la medicina hiperbárica moderna.

Cuando un paciente respira oxígeno en una cámara hiperbárica, la cantidad de oxígeno disuelto en la sangre y en los tejidos supera varias veces sus valores normales, hasta niveles donde los microbios anaerobios no sobreviven.

Por otra parte, respirando el oxígeno hiperbárico se activan los glóbulos blancos que engloban y digieren los microbios. Además, se ha comprobado que el oxígeno hiperbárico aumenta la potencia de algunos antibióticos.

Gangrena gaseosa

El 25 de octubre de 1960 fue tratado el primer paciente con gangrena gaseosa en una cámara hiperbárica. La idea y su exitosa realización pertenecieron al doctor Ite Boerema, del Hospital Wilhelmina Gasthius, en Ámsterdam. Hoy es un método universalmente aceptado para tratar esta enfermedad. La gangrena gaseosa se consideraba una enfermedad de la guerra. Sin embargo, hoy en día sigue ocurriendo.

---

[7]. La fagocitosis (del griego *phagein*, "comer" y *kytos*, "célula"), es la introducción del microorganismo al interior celular y su posterior degradación.

Por ejemplo, en Estados Unidos anualmente se registran entre 1.000 y 3.000 casos de gangrena gaseosa. ¿Por qué? Apareció un gran grupo de pacientes con el sistema inmune debilitado. Son los que se han salvado de enfermedades que antes eran mortales, por ejemplo, tumores malignos y diabetes, o por tratamientos antes inexistentes, como el trasplante de órganos y la diálisis. Ellos son más propensos a las infecciones. Aproximadamente, un 80% de pacientes con gangrena gaseosa de origen no traumático tienen alguna enfermedad oncológica determinada u oculta (todavía no diagnosticada). La probabilidad de infección también aumenta por nuevas técnicas que incluyen la introducción de catéteres y otros dispositivos en el organismo.

La gangrena gaseosa o mionecrosis[8] clostridial es causada por el clostridio, una bacteria muy violenta que produce hasta veinte toxinas de gran poder destructivo. La más dañina, la toxina "alfa", ataca las membranas celulares y arruina los tejidos y los glóbulos rojos en poco tiempo. Además, ella afecta la función cardíaca y provoca la formación de coágulos en sangre. La "teta"-toxina produce la hemólisis destruyendo los glóbulos rojos; también daña los glóbulos blancos. Esto explica la rápida propagación de la muerte celular. Es típica la respuesta muy pobre del organismo del paciente; prácticamente la ausencia de la reacción inflamatoria, esta reacción protectora para remover los estímulos perjudiciales e iniciar el proceso reparativo. Se forma un círculo vicioso: las bacterias destruyen los tejidos y los glóbulos rojos creando condiciones para el mayor desarrollo microbiano. Aparecen masas de tejido muerto, sin llegada de oxígeno, condiciones favorables para estas bacterias. Las bacterias producen gas,

---

8. Del griego *mys*, "músculo" y *necrosis*, "muerte".

y los tejidos "crepitan" al palparlos. La piel sobre el área afectada se torna de color rojo pálido a pardusco. Los bordes de la zona infectada se extienden tan rápidamente que su avance se puede observar directamente. La muerte del enfermo puede ocurrir en las primeras 24 horas.

Para cortar la producción de toxinas se necesitan altas presiones parciales de oxígeno, lo que se puede lograr sólo dentro de una cámara hiperbárica.

Tratamiento de la gangrena gaseosa

El tratamiento de la gangrena gaseosa debe incluir tres componentes: antibióticos, cirugía y oxigenoterapia hiperbárica. El oxígeno hiperbárico se combina con todos los demás tratamientos, y debe aplicarse lo más tempranamente posible.

Dentro de una cámara hiperbárica multiplaza se puede continuar inyectando al paciente los antibióticos y sueros y proporcionarle otras medidas terapéuticas. El resultado final depende de la combinación de las tres principales armas terapéuticas. El doctor Desola Alá, de Barcelona, España, un especialista destacado en medicina hiperbárica, propone la siguiente fórmula para el éxito:

$$\frac{A \times C \times O}{t}$$

donde:

A es el tratamiento antibiótico;

C es la cirugía necesaria;

O es el oxígeno hiperbárico;

t es el tiempo desde el inicio de la enfermedad hasta comenzar el tratamiento combinado.

> **El oxigeno hiperbárico en la gangrena gaseosa e infecciones necrotizantes de tejidos blandos:**
> - Salva vidas.
> - Rescata miembros y tejidos.

El numerador es un producto, no una suma, por lo que si uno de los tres factores falla, el resultado final será pobre aunque se extremen las medidas de los otros dos. En sentido inverso, cuando aumenta el denominador (tiempo que transcurre antes de comenzar el tratamiento combinado) los resultados son peores.

La cámara no reemplaza a ningún método de tratamiento clásico de la gangrena gaseosa, pero sí modifica el manejo quirúrgico. En el paciente tratado en cámara hiperbárica la cirugía se realiza en dos tiempos: primero se eliminan los tejidos obviamente no viables, pero sin hacer amputaciones radicales. El paciente será tratado en cámara hiperbárica hasta 3 veces por día en las primeras 24 horas. Después se revalúa la herida y se decide respecto de las amputaciones. En muchos casos se podrá evitar la amputación del miembro o hacerla menor, para lograr una mejor calidad de vida del paciente. En las siguientes 24 horas las aplicaciones de oxígeno hiperbárico se realizan 2 veces y posteriormente, según el cuadro clínico, pasan a una vez por día. Generalmente no se necesitan más de 10 sesiones. *La cámara hiperbárica no modifica el tratamiento con antibióticos.*

Fabio, un muchacho de 20 años, perdió su brazo en un accidente automovilístico y este traumatismo se complicó por la gangrena gaseosa. Después de recibir el tratamiento clásico de cirugía y antibióticos en el hospital fue llevado de urgencia a nuestro centro. En cámara se continuó la infusión endovenosa de antibióticos. La infección avanzaba desde el hombro hacia el tórax. La piel se tornó rojiza y crepitaba al tocarla, llena de gas producido por los clostridios. Las sesiones de cámara (cinco en total) y de cirugía en el hospital se sucedieron durante tres días.

OHB en la gangrena gaseosa:
1. Corta la producción de toxinas.
2. Estimula la fagocitosis.
3. Produce demarcación entre el tejido viable y no viable (lo que se puede salvar y lo perdido), reduciendo las amputaciones.

Desapareció la zona de crepitación, la herida se limpió y empezó el proceso de curación, que se completó semanas después.

Resultados del tratamiento

La gangrena gaseosa frecuentemente es fatal. Según las estadísticas de diferentes países y autores, entre un 30 y un 60% de los pacientes con gangrena gaseosa muere. Si el foco está en el abdomen o la enfermedad apareció sin traumatismo previo, muere entre un 80 y un 100%.

El doctor Desola Alá de Barcelona analizó los resultados del tratamiento de gangrena gaseosa en España en el período de 1979 al 1986 en hospitales generales con disponibilidad de cámaras hiperbáricas. El uso de la cámara hiperbárica redujo la mortalidad hasta un 38% en casos de localización abdominal o de origen espontáneo, y no hubo fatalidades en los casos postraumáticos. Un 80%

de los enfermos sobrevivió. La mitad del total se recuperó completamente sin amputaciones y sólo en 11 pacientes (un 13% de todos los casos, o un 17% de sobrevivientes) fueron necesarias amputaciones mayores.

Infecciones necrotizantes de tejidos blandos

Se llama "tejido blando" a todo lo que no es hueso: músculo, tejido graso subcutáneo, piel, etc. Estas infecciones aparecen después de un trauma o de una cirugía. Casi siempre las sufren pacientes que tienen diabetes, trastornos de la circulación u otras enfermedades que reducen las defensas y la llegada de oxígeno a los tejidos. Sobre este terreno se desarrolla una infección por microbios aerobios, anaerobios, o mixta. Estas patologías se llaman por el tejido afectado y otras características de la enfermedad: celulitis anaeróbica crepitante, gangrena bacteriana progresiva, fascitis necrotizante, gangrena de Fournier y mionecrosis no clostridial. El tratamiento principal es la cirugía y los antibióticos. Como el rasgo común en estos casos es la hipoxia o falta de oxígeno, el oxígeno hiperbárico es un tratamiento complementario que produce mucho beneficio, porque actúa contra diferentes mecanismos patológicos causados por los microbios.

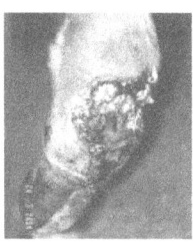 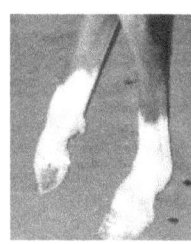

En el centro veterinario del hipódromo de San Isidro, en Buenos Aires, se trató y curó en cámara hiperbárica la osteomielitis en la pata de un caballo. *Cortesía del Dr. F.Oyuela.*

En 1984 el doctor Dirk Jan Bakker, sucesor del doctor Boerema, revisó artículos científicos que abarcan casi 500 casos, y concluyó que en los hospitales que disponen de servicios de medicina hiperbárica, disminuyó la mortalidad y el número de amputaciones debidas a infecciones necrotizantes.

También es beneficiosa la oxigenoterapia hiperbárica en la infección con compromiso general llamada sepsis. En Mar del Plata, Argentina, los doctores Gustavo Mauvecin y Carlos Espinosa han tratado exitosamente a muchos niños con sepsis en cámara hiperbárica. Los estudios de los últimos años realizados en Alemania por el Dr. Peter Radermacher dilucidaron varios mecanismos curativos del oxígeno hiperbárico que llevan al éxito en el tratamiento de esta cruel enfermedad.

El protocolo del tratamiento debe ser individual para cada paciente, según sus funciones vitales y estado general.

Osteomielitis

Es una infección en el hueso causada por bacterias u hongos. Con frecuencia la infección se origina en otra parte del cuerpo y se disemina hacia el hueso a través de la sangre. El hueso puede estar predispuesto a la infección por un trauma reciente, o por el estado general de un paciente con bajas defensas. La osteomielitis crónica puede llevar a una amputación, especialmente en pacientes diabéticos, con circulación sanguínea deficiente o con trastornos del sistema inmune.

El tratamiento principal es con antibióticos. La parte afectada del hueso debe eliminarse y hay que estimular el crecimiento del nuevo tejido

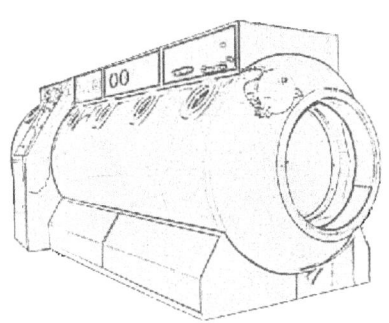

Cámara del Centro de Medicina Hiperbárica Buenos Aires.

óseo. En este caso la oxigenoterapia hiperbárica es un tratamiento muy eficaz que se suma a los antibióticos y a la cirugía, ya que estimula la regeneración ósea, lo que mejora notablemente los resultados terapéuticos. Se necesitan entre 40-60 sesiones de cámara hiperbárica.

Traumatismos graves

Los traumatismos han acompañado al hombre durante toda su historia. Terremotos, derrumbes, siniestros en industrias, accidentes de transporte y conflictos bélicos, generan constantemente lesiones graves. La cantidad de traumatizados en el mundo crece por año: algunos autores lo llaman "epidemia". El trauma es la tercera causa de muerte en Estados Unidos después de las enfermedades cardiovasculares y los tumores; y la primera en menores de 44 años.

El traumatismo produce sangrado, hematomas, fracturas, heridas abiertas, lesión de los nervios, infección secundaria. Los daños más graves son por aplastamiento cuando una parte del cuerpo es aplastada entre objetos

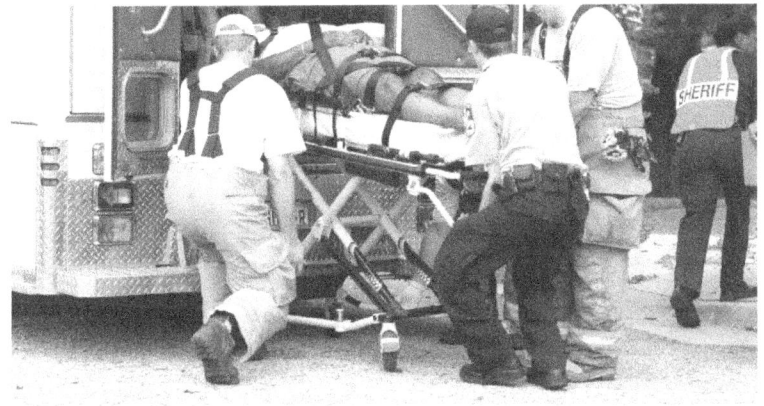

pesados. Los tejidos aplastados mueren y producen sustancias tóxicas, lo que induce la respuesta inflamatoria de todo el organismo.

Bastante común es el síndrome compartimental que ocurre como consecuencia de la inflamación y la hinchazón producidas por fracturas complejas o lesiones a tejidos blandos. Es una afección seria que implica aumento de la presión en un compartimento muscular. ¿Qué es "compartimento"? Capas gruesas de tejido, denominadas fascias, separan grupos de músculos entre sí en los brazos y en las piernas. El espacio dentro de cada fascia, llamado compartimento, es confinado e incluye tejido muscular, nervios y vasos sanguíneos. La fascia rodea estas estructuras como un material aislante que cubre los cables y no se expande.

Entonces, cualquier hinchazón causada por trauma y la inflamación lleva al aumento de presión en el compartimento lesionado. La presión aumentada en esa área, aprieta los músculos, los nervios y los vasos sanguíneos hasta bloquear el flujo de sangre al compartimento, lo cual puede ocasionar lesión permanente en los músculos y los nervios. Si la presión se prolonga durante un tiempo

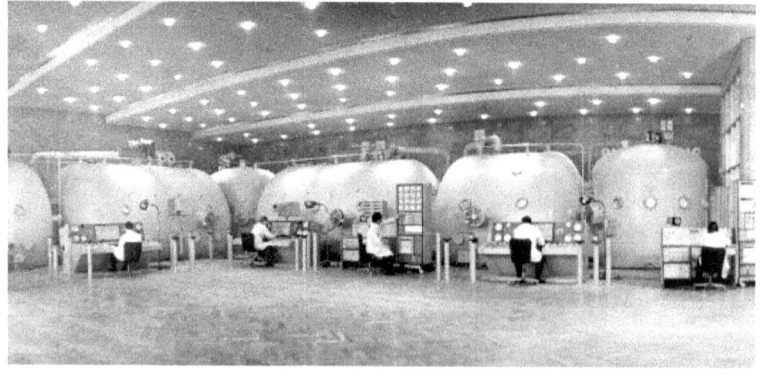

Barocentro de Moscú construido en 1974. *Cortesía del Dr. S.N. Yefuni.*

considerable, el músculo puede morir, el brazo o la pierna no funcionarán más y posiblemente sea necesario amputarlos.

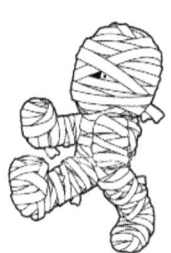

La característica principal de este síndrome es el cese de circulación con falta de oxígeno en los tejidos dañados, lo que se llama "isquemia traumática aguda". Al no producir energía, las células pierden el control sobre sus membranas, el líquido interno sale al exterior y se ubica en el espacio entre células, agravando la hinchazón (edema), que a su vez empeora las condiciones de circulación. Es como una bolsa de agua que aprieta las arterias, deteriorando la circulación de la sangre, ya insuficiente por el trauma.

La isquemia traumática aguda, grave de por sí, provoca infecciones. En la piel, la boca, los intestinos, la vagina y extremo de la uretra, los microbios viven permanentemente. Además de otros mecanismos de defensa natural, cuando la oxigenación es normal se forman "especies reactivas" de oxígeno que atacan las bacterias.

Cuando nuestras defensas bajan, los microbios se activan y la infección puede ser mortal. Cuando falta la circulación, los microbios proliferan sin control y los antibióticos no llegan a los órganos que los necesitan. Los glóbulos blancos, al faltar el oxígeno, pierden su capacidad de destruir (fagocitar) los microbios. El tejido muere cuando le falta oxígeno. El tejido muerto o necrótico es un medio de cultivo para los microorganismos que debe eliminarse mediante cirugía cada vez que sea necesario.

La primera medida terapéutica es restaurar la circulación y enviar oxígeno a los tejidos lesionados.

El oxígeno hiperbárico en traumatismos

El primer efecto es la oxigenación. Mientras el paciente recibe tratamiento en la cámara hiperbárica una cantidad mayor de oxígeno se disuelve en la sangre y penetra en los tejidos hasta una profundidad cuatro veces mayor, lo que en muchos casos resulta suficiente para conservar la integridad de estos.

El segundo efecto es la contracción de los vasos sanguíneos (vasoconstricción), que disminuye la hinchazón o edema. El flujo arterial desciende. El retorno de la sangre por las venas no se modifica, y en cada momento la cantidad de líquido que entra en el área es menor que la que sale, por lo que se reduce la hinchazón. Aunque circule menos sangre, llega más oxígeno. El edema en los pacientes tratados con oxigenoterapia hiperbárica desaparece unos 5-7 días antes que en los pacientes no tratados.

El tercer efecto beneficioso de la cámara hiperbárica en estos traumatismos es el control de la infección. El oxígeno mata directamente los microbios anaerobios y permite que algunos antibióticos sean más eficaces. Además, los glóbulos blancos recuperan su capacidad de destruir los microbios por fagocitosis.

La oxigenoterapia hiperbárica en traumatismos graves

- Menor mortalidad.
- Menores amputaciones.
- Curación completa en mayor número de casos.
- Menor proporción de complicaciones infecciosas.
- Menor tiempo de internación en el hospital.
- Menor tiempo de recuperación.

Los tejidos de un paciente herido se pueden clasificar en tres categorías:
1. normales o con lesiones mínimas;
2. con lesiones severas;
3. con lesiones irrecuperables.

Los primeros dos se benefician del tratamiento en la cámara hiperbárica: se incrementa su recuperación (viabilidad) y se previene la infección. El tejido no viable no puede ser revitalizado, pero el oxígeno hiperbárico previene la expansión de la infección y hace visible el límite entre el tejido recuperable y el insalvable; marca el borde de estructuras perdidas, es decir, evita amputaciones mayores.

Resultados del tratamiento

En 1981 el doctor Michael Strauss, de Long Beach, California, Estados Unidos, revisó 700 casos de traumatismos graves publicados por diferentes autores. El beneficio para los pacientes fue obvio: el oxígeno hiperbárico evitó muchas amputaciones. En 1987 un grupo de médicos israelíes demostró que el uso de la cámara hiperbárica evitó las amputaciones en un 75% de los pacientes con afectación de la circulación en los miembros. La revista *Journal of Trauma*, publicó en 1996 un estudio de alto nivel científico del doctor Gilles Bouachour y sus colegas de la Universidad de Angers en Francia, que demostró el beneficio de usar oxígeno hiperbárico en las heridas por aplastamiento.

Dieciocho pacientes con ese tipo de trauma grave en miembros fueron llevados a la cámara hiperbárica dentro de las primeras 24 horas después de la evaluación y la cirugía inicial. Se suministró oxígeno hiperbárico cada 12 horas a 2,5 atmósferas de presión durante 90 minutos, en doce sesiones realizadas en seis días. Otros 18 pacientes con traumatismos de la misma gravedad recibieron sólo la terapia estándar. El tratamiento con oxígeno hiperbárico permitió la curación completa del 94% de los pacientes (17 de 18 pacientes) en comparación con un 56% del grupo de control al que no se suministró oxígeno hiperbárico (10 de 18 pacientes). Fueron necesarias cirugías adicionales en un 6% del grupo que recibió oxígeno hiperbárico, en comparación con un 33,3% del grupo de terapia estándar.

Junto con los doctores Julio Silva Croome, Daniel Logioco, Aldo Ziliani y otros del Sanatorio Modelo Quilmes en la Provincia de Buenos Aires, hemos utilizado oxígeno hiperbárico en el tratamiento de pacientes con grandes pérdidas de tejido en sus miembros (piel, tejido subcutáneo, músculo y a veces hueso). La oxigenoterapia hiperbárica redujo las amputaciones y las complicaciones infecciosas. Con ello se logró un menor tiempo de internación en el hospital y una mejor calidad de vida posterior.

La oxigenoterapia hiperbárica en pacientes con trauma grave se debe comenzar tan pronto como sea posible.

Si la cirugía se atrasa, el paciente debe iniciar el tratamiento en cámara. Durante 48 ó 72 horas el tratamiento debe realizarse hasta tres veces diarias, después dos veces diarias durante dos días y finalmente una vez al día durante dos o tres días, hasta un total de 16 sesiones en 8 días. En este tiempo el tejido al que le falta oxígeno se estabiliza. Si se realizan injertos y estos quedan en riesgo, el tratamiento debe continuar dos veces por día durante dos semanas en promedio, para aumentar el crecimiento de nuevos capilares.

Superada la urgencia se debe continuar con el tratamiento en cámara porque las heridas necesitan oxígeno para producir colágeno, formar nuevos capilares y reparar las estructuras. Si falta oxígeno este proceso se detiene.

Si el caso se complica con osteomielitis, se recomienda usar hasta sesenta sesiones de oxígeno hiperbárico.

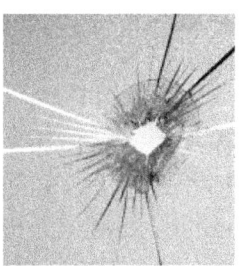

Heridas por armas de fuego

En base a su experiencia los médicos militares de Croacia recomiendan la aplicación de la oxigenoterapia hiperbárica junto con cirugía en heridos de guerra con trastornos graves de la circulación sanguínea en los miembros. El uso amplio de este método mejoró los resultados del tratamiento quirúrgico.

A los pacientes a quienes hemos atendido en nuestro Centro por heridas de bala, se les logró salvar los miembros.

Prevención de infecciones

Los médicos rusos Isakov, Atroshchenko y Grigoriev, del Instituto de Medicina de Emergencia Sklifosovsky, en Moscú, documentaron en 1980 que los pacientes con fracturas expuestas (el hueso fracturado sale a través de la piel) que comenzaron el tratamiento en cámara hiperbárica dentro de las 48 horas posteriores al trauma, presentaron complicaciones infecciosas en una proporción 2,4 veces menor que los no tratados. En estos casos se necesitan diez

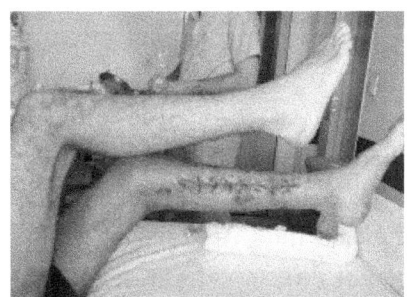

Paciente herido de bala con rotura de arterias, indicación inicial de amputación. La combinación de cirugía y oxígeno hiperbárico logró salvarle la pierna.

sesiones de oxígeno hiperbárico, preferentemente dos veces por día.

Edema cerebral postraumático

El traumatismo encéfalo-craneal es una de las causas más frecuentes de internación en los servicios de urgencia. El 50% de las muertes por trauma son consecuencia de este tipo de traumatismo. En el 91% de las lesiones fatales se observó falta de oxígeno en el cerebro. La hipoxia es la causa principal de que los pacientes queden en estado vegetativo o sufran daños neurológicos severos.

Cualquier lesión del cerebro por trauma produce hinchazón alrededor del foco afectado (edema cerebral). En casos de lesiones graves este edema abarca todo el cerebro. El volumen del cerebro tiende a aumentar, pero el cráneo, al ser una estructura rígida, no lo permite. Un aumento en la presión intracraneal puede ser responsable de daños posteriores al sistema nervioso central, por causar compresión de estructuras cerebrales importantes que regulan las funciones vitales: la respiración y la circulación. Esta condición restringe aún más el flujo sanguíneo cerebral agravando la hipoxia o falta de oxigenación.

El tratamiento del edema cerebral es dificultoso. Se aplican fármacos fuertes y/o cirugía. La última consiste en remover un pequeño fragmento del cráneo para reducir la presión intracraneal.

El objetivo del tratamiento es mantener el flujo sanguíneo hasta todas las partes del cerebro, minimizando así el daño y aumentando la probabilidad de sobrevida y recuperación del paciente. En estos casos resulta útil el empleo de la cámara hiperbárica.

El oxígeno hiperbárico en el edema cerebral

El tratamiento con oxígeno hiperbárico cumple con dos funciones específicas importantes: oxigena el cerebro al mismo tiempo que reduce el edema. ¿Cuáles son los pacientes que se benefician más con este tratamiento? La clasificación de Glasgow de severidad del coma[9] asigna 3 puntos a un paciente en coma profundo y 15 puntos a un paciente despierto. Los pacientes que se encuentran en coma de grado 4 al 11 se pueden tratar en cámara. Los que están en coma grado 3 no se tratan con oxígeno hiperbárico porque no responden a este tratamiento. Los pacientes con patología más leve, por encima de 11, no necesitan el oxígeno hiperbárico, porque evolucionan bien de manera espontánea.

Generalmente, se nota una mejoría neurológica inmediata, aunque de magnitud variable. Finalizada la sesión en cámara, a veces se observa un paso atrás en el estado del paciente, porque fuera de la cámara no llega tanto oxígeno al cerebro como dentro de ella. Pero esta pérdida es siempre pequeña y con cada sesión consecutiva los síntomas neurológicos van desapareciendo. La oxigenoterapia hiperbárica debe continuar hasta que el paciente se recupere por completo o hasta que alcance un estado en el cual no se observe mejoría con tratamientos repetidos.

Hemos tratado a varios pacientes con edema cerebral postraumático. Todos gozaban de buena salud antes de producirse el accidente. El oxígeno hiperbárico en cámara resolvió el coma. Todos los pacientes recuperaron la conciencia. Cuanto menor tiempo transcurra entre el accidente y el inicio del tratamiento, más rápidamente se evoluciona hacia la normalidad. Esto sugiere que el

---

9. Inconsciencia prolongada, a menudo asociada a lesiones traumáticas del cerebro.

tratamiento en la cámara hiperbárica se debe iniciar lo más pronto posible. Los primeros informes sobre la aplicación del oxígeno hiperbárico en el tratamiento del traumatismo encéfalo-craneal datan de los años 60. Los pacientes recuperaron la conciencia, mejoraron la movilidad, el habla, etc. En el Instituto Sklifosovsky, en Moscú, se analizó la evolución de 206 pacientes con traumatismo encéfalo-craneal, la mitad de los cuales fueron tratados con cámara hiperbárica y la otra mitad no. Los tratados en cámara hiperbárica recuperaron la conciencia con mayor rapidez, tuvieron menos secuelas neurológicas y sus cuadros siquiátricos postraumáticos fueron tres veces menos frecuentes que en el grupo que no recibió este tratamiento.

En 1974, K. H. Holbach y sus colegas, en Austria, comunicaron que al tratar pacientes con trauma encéfalo-craneal en una cámara hiperbárica, se reduce la mortalidad. En el grupo que no se trató en cámara hiperbárica (grupo de control) hubo un 55% de resultados fatales y sólo un 6% en el grupo tratado con oxígeno hiperbárico. Además, el 33% del grupo tratado tuvo una recuperación completa, contra el 6% en el grupo no tratado.

En Minnesota, Estados Unidos, a principios de los años 90, el Dr. Gaylan Rockswold realizó un estudio de excelente nivel científico en 168 pacientes con lesiones craneales cerradas graves. La mortalidad de los pacientes tratados con cámara hiperbárica fue del 17%, contra un 32% entre el grupo que no recibió ese tratamiento. Una comparación entre los 80 pacientes más graves arrojó una diferencia aún mayor a favor del tratamiento con oxígeno hiperbárico.

En 2010 el mismo grupo de investigadores reportó el tratamiento seguro y exitoso de 27 pacientes con trauma cerebral severo en cámaras monoplaza, equipadas con respiradores mecánicos. Es un avance muy importante por ser las cámaras monoplaza más simples que las cámaras multiplaza, más comunes y que pueden estar instaladas en todas las unidades de cuidados intensivos, para mejorar los resultados de tratamiento de estos pacientes.[10]

Daño traumático de la médula espinal

La médula espinal es un haz de nervios que se encarga de conducir los mensajes entre el encéfalo y el resto del cuerpo. Las lesiones agudas de la médula espinal se deben a una contusión, una sección parcial o una sección total. En Estados Unidos alrededor de 11.000 personas sufren cada año alguna lesión en la médula espinal. Más de la mitad de las lesiones traumáticas ocurren en gente joven de 16 a 30 años de edad. Como la médula espinal se encuentra dentro de un espacio rígido, en un traumatismo sufre por dos causas: el mismo trauma y por la hinchazón que lo acompaña. Ambos pueden contribuir a la compresión de la médula y a la falta de oxígeno (hipoxia). El tratamiento en cámara hiperbárica suministra oxígeno y reduce el edema.

Los médicos rusos han tratado con oxígeno hiperbárico a pacientes con diferentes lesiones espinales traumáticas o postquirúrgicas (hernia discal, eliminación de tumor, etc.). Algunos pacientes recuperaron la sensibilidad, los reflejos, el movimiento voluntario en los miembros y el control de la micción. Además, en la mayoría de los casos, se observó un alivio del dolor.

Al igual que los rusos, los médicos chinos también notaron que el oxígeno hiperbárico es especialmente útil en el

---

10. (*Undersea Hyperb Med.* 2010 Jan-Feb;37(1):35-48.) Gossett WA, Rockswold GL, Rockswold SB, et al. *Hennepin County Medical Center Division of Hyperbaric Medicine, Department of Emergency Medicine,* Minneapolis, MN 55415, USA.

tratamiento de pacientes con médula espinal seccionada parcialmente. Documentaron la recuperación en catorce pacientes con parálisis de ambos miembros inferiores por corte parcial de la médula espinal, la llamada paraplejia incompleta.

Conclusiones
- Cuando el oxígeno hiperbárico se usa a tiempo junto a la cirugía ortopédica en traumatismos graves, los resultados mejoran y el costo total se reduce.
- Los pacientes con traumatismo cráneo-encefálico tratados precozmente en cámara hiperbárica tienen más probabilidades de sobrevivir y sufren menores secuelas neurológicas y síquicas.
- El tratamiento en cámara hiperbárica de los pacientes con lesiones traumáticas o postquirúrgicas de la médula espinal reduce la espasticidad y en algunos casos permite que recuperen la sensibilidad y la movilidad, al menos parcialmente.

Lesiones a causa del frío

El esquiador de travesía Luciano pasó todo un día en invierno de 2005 en los Andes, escapando de un temporal. Cuando llegó a la base se dio cuenta de que las puntas de sus dedos de la mano derecha estaban muy blancas, no le obedecían, y él no las sentía. Dos días después Luciano vuelve a Buenos Aires, y como el asunto se agrava, va a ver al médico. Este le da el veredicto: hay que amputar las puntas de los dedos.

Luciano comenta con su padre la desagradable notica, y éste con sus amigos médicos. Uno de ellos el Dr. Gustavo Depaoli le indica cámara hiperbárica. Revisamos a Luciano: las últimas falanges de sus dedos están oscuras, duras, insensibles. Cinco días después de la lesión por frío comenzamos a trabajar para evitar la amputación, sin ninguna garantía, aunque con esperanzas, debido a nuestra experiencia previa. Dentro de la cámara los dedos adquieren un color más claro con un matiz rosado, que se vuelve a oscurecer cuando la sesión termina. Poco a poco, después de varias aplicaciones de oxígeno hiperbárico, se restablece el color natural que ya no cambia fuera de la cámara, las partes oscuras se descaman, dejando la piel rosadita. En 28 sesiones Luciano vuelve a sentir sus dedos. Está feliz y contento, se evitó la amputación. Un hombre joven que trabaja y estudia recupera sus dedos, sus manos no pierden el aspecto normal que tanto nos importa. No le quedan estigmas y Luciano puede seguir con todos sus proyectos.

Ocho años después un nuevo paciente, con una historia parecida, me hizo escribir estas líneas.

Es un caso triste: habían pasado cinco semanas entre la exposición al frío y el inicio del tratamiento en cámara. Durante este período no se le indicó cámara hiperbárica. Se perdió la última falange del tercer dedo de la mano izquierda. Está en peligro de amputación un dedo en el pie.

El frío produce dos tipos de lesiones: congelamiento, o producción de cristales de hielo en los tejidos por la exposición a temperaturas muy bajas. Estos cristales dañan las células, rompiendo sus membranas y el tejido muere.

A temperaturas ambientales superiores a 0°C, es decir, por encima del punto de congelación, ocurre otra lesión. Los pies y las manos son los más sufridos. El frío reduce el flujo sanguíneo en estas zonas a niveles críticos. El oxígeno deja de llegar y se producen daños a los nervios. Las zonas afectadas por frío se hacen primero blancas, después se vuelven de color rojo oscuro, y luego de color negro. Por el daño a los nervios las áreas afectadas se adormecen. También pueden surgir ampollas. Cuando se pierde la sensibilidad en los dedos, pueden aparecer cortes y grietas en la piel. La piel de color negro está en el camino a muerte, en otras palabras, aparece gangrena, y resulta necesaria la amputación de las zonas afectadas.

Esta lesión es conocida como "pie de trinchera". Quién primero la describió fue Dominique Jean Larrey, el médico del ejército de Napoleón, que la observó en las tropas francesas durante su retirada de Moscú en el invierno de 1812. En Argentina el pie de trinchera fue observado por el Dr. Héctor O. Campos durante la guerra de las Malvinas. El Dr. Campos ha tratado exitosamente a 55 soldados, y ha incluido la oxigenoterapia hiperbárica en el esquema terapéutico. La OHB actúa disminuyendo el edema, mejorando la circulación sanguínea, permitiendo la restitución de los tejidos recuperables y demarcando las zonas no viables.

Aunque por su nombre el pie de trinchera parece pertenecer solamente al ámbito de la medicina militar, es común en la población civil, sobre todo en andinistas y esquiadores. La combinación de frío y humedad predispone a esta patología.

Protocolo de tratamiento

Las lesiones por frío se parecen por sus manifestaciones a las isquemias traumáticas agudas. La terapéutica incluye vasodilatadores, medidas terapéuticas generales y la oxigenoterapia hiperbárica.

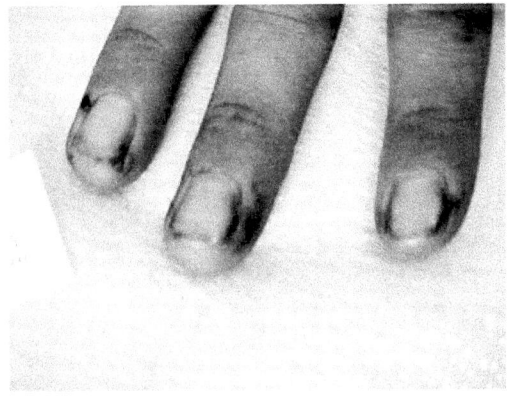
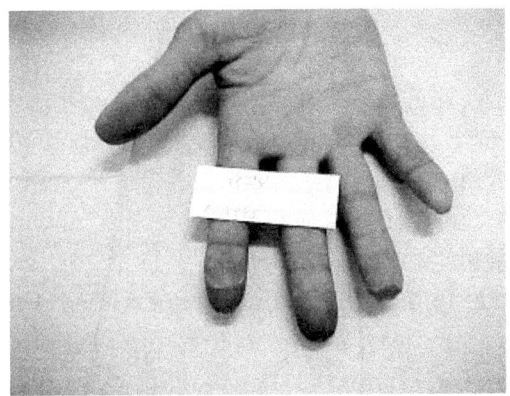
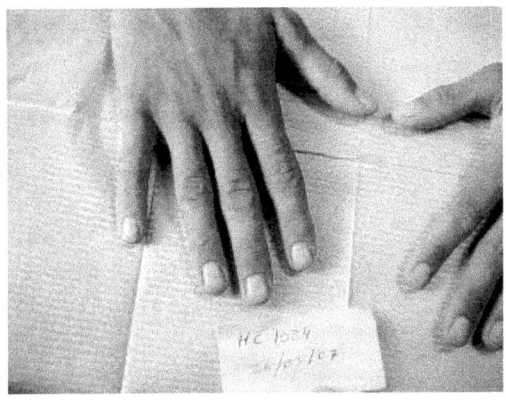

Lesiones por frío antes, durante y después del tratamiento OHB.

Humo y gases tóxicos: Tragedia de República Cromagnon

Se acercaba el año 2005. Todo el mundo se preparaba para festejarlo con planes y esperanzas. El día 31 de diciembre era, como siempre en Argentina, de asueto. Muchos pacientes nos avisaron que este día no vendrían y decidimos pasar todos los turnos para el día 2 de enero.

A la 1:30 de la madrugada me despertó la llamada telefónica de un médico: *"Doctora, le mando un paciente con intoxicación por monóxido de carbono, tiene 36 % de carboxihemoglobina"*. Con esa palabra se designa el bloqueo de la hemoglobina (la proteína de los glóbulos rojos que transporta oxígeno) por el monóxido de carbono, con lo cual ésta deja de cumplir su función y el paciente puede morir por asfixia. Era un suceso muy raro en el verano porteño.

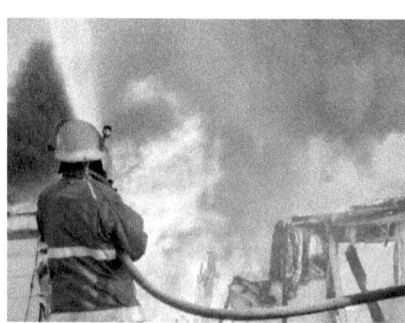

Habitualmente, estas intoxicaciones ocurren en invierno debido a equipos de calefacción que funcionan mal. El médico me sugiere mirar la TV y así me entero de una tragedia –el incendio en una discoteca de donde proviene el paciente–. En ese momento ya había treinta jóvenes muertos. A los 15 minutos, cuando estaba atendiendo al paciente, me llega la noticia de que hay cuarenta víctimas mortales. Después son cincuenta, sesenta... Ciento setenta y cuatro fallecen, setecientos veintiséis jóvenes quedan internados en los hospitales, de ellos ciento diecisiete en terapia intensiva. Diecinueve de ellos mueren posteriormente, dejando esta tragedia como la sexta en número de víctimas fatales en la historia mundial, y la tercera si se consideran solamente las discotecas.

Llamo al servicio asistencial médico del gobierno porteño y les aviso que ante esta tragedia atenderemos a todos los pacientes sin importar si

Deben ser tratados en cámara hiperbárica los pacientes con intoxicación grave por monóxido de carbono si están o son:

- en coma;
- han tenido pérdida de conciencia durante 5 o más minutos, aunque sin síntomas en el momento ;
- con trastornos neurológicos (no retienen orina y heces, ven borroso o doble, etc.) sin estar en coma;
- con problemas cardiovasculares producidos o agravados por la intoxicación;
- niños menores de 4 años y personas mayores de 65 años con menores síntomas;
- embarazadas intoxicadas con monóxido, sin importar el nivel de carboxihemoglobina;
- asintomáticos con un 25% o más de carboxihemoglobina.

> Se salva la vida de un intoxicado por monóxido de carbono haciéndole respirar oxígeno. El mismo efecto de desbloquear la hemoglobina se consigue en:
> - 320 minutos si respira el aire (hay un 20,8% de oxígeno en el aire).
> - 80 minutos si respira oxígeno puro a presión atmosférica.
> - 22 minutos si respira oxígeno puro en cámara hiperbárica.

tienen o no la cobertura médica. Comienzan a llegar otros pacientes. Hemos tratado a doce, trabajando desde las 2 de la madrugada hasta las 6 de la tarde. Los pacientes –todos jóvenes–, cuentan haber perdido la conciencia por un tiempo. Una chica no puede controlar los esfínteres porque el monóxido de carbono ha afectado su sistema nervioso central.

¿Cómo y dónde se forma el monóxido de carbono?

De la composición química de las sustancias que se queman depende qué gases se producen. El gas más común es el **di**óxido de carbono (CO_2). Cuando hay poco oxígeno se forma **mon**óxido de carbono (**CO**). Éste es un gas peligrosísimo al que llaman "asesino silencioso": invisible, incoloro, inodoro y no produce irritación.

Otras fuentes de monóxido de carbono son las hornallas, calentadores, braseros y aparatos de combustión defectuosos. Los gases que emiten los motores de vehículos también pueden contener hasta un 7% de monóxido de carbono. En el humo del tabaco existe monóxido de carbono en concentraciones del 3-6%, por lo que los fumadores comúnmente tienen un 4-5% de carboxihemoglobina en

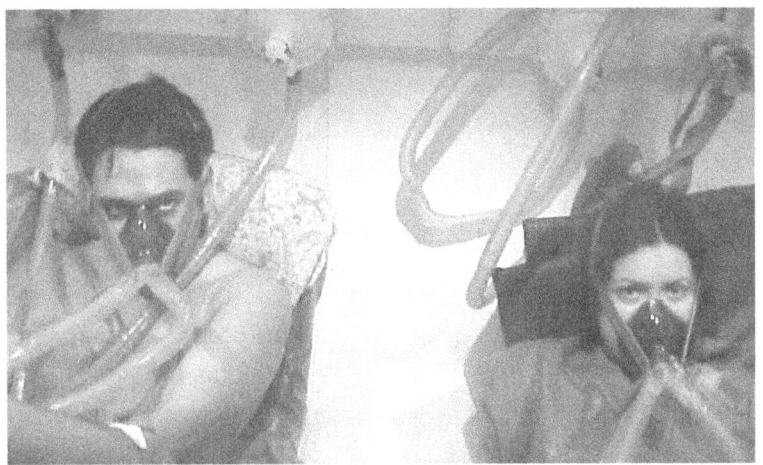

Pacientes de la tragedia de Cromagnon atendidos en nuestro centro.

la sangre. Los fumadores obstinados pueden tener este valor por arriba de un 9%.

Otras sustancias tóxicas

La tragedia se produjo porque uno de los muchachos arrojó una bengala que incendió el techo decorativo de plástico, y éste comenzó a caer en llamas sobre el público, generando gases tóxicos. El techo era de poliuretano, que produce en su combustión otro asesino por excelencia: el cianuro. Al quemarse objetos de otro plástico común llamado PVC, se formó el gas clorhídrico, también tóxico e irritante.

Según las estadísticas, el 50% de las muertes en incendios dentro de edificios se produce por intoxicación con productos de combustión, no a causa de quemaduras.

Efectos nocivos del monóxido de carbono

La capacidad del monóxido de carbono para unirse con la hemoglobina es 220 veces mayor que la del oxígeno.

El oxígeno a presión atmosférica desbloquea la carboxihemoglobina, pero el hiperbárico además:

- recupera la producción de energía celular,
- protege contra la destrucción de las membranas de las células y fibras nerviosas,
- previene las secuelas neurológicas tardías.

La hemoglobina deja de transportar el oxígeno porque el monóxido se une ávidamente con ella. Resulta que concentraciones relativamente pequeñas de monóxido de carbono en el ambiente causan intoxicaciones severas. Se produce la asfixia cuando el monóxido bloquea un 30-40% de la hemoglobina.

Este mecanismo de intoxicación por el monóxido de carbono es el principal, pero no el único. Ahora se conoce que el monóxido es también un veneno para las células, porque impide la producción de energía. Además, afecta directamente el tejido de nuestro cerebro destruyendo las membranas de las neuronas y de las fibras nerviosas.

Un cuarto mecanismo de daño neurológico se produce por los glóbulos blancos que dejan el torrente sanguíneo y se dirigen hacia el cerebro, inflamándolo. Llegan atraídos por la perturbación que el monóxido crea en el tejido nervioso.

¿Cómo salvar a un paciente intoxicado?

Haciéndole respirar oxígeno. Como el monóxido de carbono tiene mayor afinidad por la hemoglobina que el oxígeno, se necesitan altas concentraciones de oxígeno para desplazar al monóxido de su unión con la hemoglobina.

Ya en los años 50 del siglo pasado fue establecido que para disminuir a la mitad la cantidad de hemoglobina afectada por el monóxido se necesitan más de 320 minutos (más de 5 horas) si el paciente respira aire. Este tiempo se reduce a 80 minutos si el paciente respira oxígeno mediante mascarilla y a sólo 22 minutos si respira oxígeno dentro de una cámara hiperbárica. Esto se debe a que el cuerpo recibe una cantidad mayor de oxígeno cuando éste se respira mientras el paciente está sometido a una presión superior a la atmosférica.

El oxígeno hiperbárico en la intoxicación por monóxido

El oxígeno respirado dentro de una cámara hiperbárica tiene mayor efecto curativo que el inhalado a presión atmosférica. Ambos desbloquean la hemoglobina, pero el hiperbárico, además, recupera la producción de energía, protege contra la destrucción de las membranas de las células y fibras nerviosas y previene la inflamación del cerebro producida por los glóbulos blancos.

La intoxicación por monóxido y el embarazo

Si una mujer embarazada estuvo expuesta al monóxido de carbono, éste pasa a la circulación fetal, pero las concentraciones de carboxihemoglobina en el organismo del feto son unos 10-15% más altas que las de

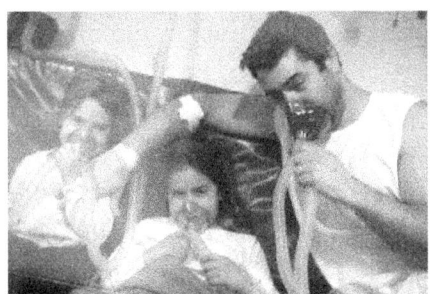

El mal funcionamiento de una estufa intoxicó a esta familia. Como tuvieron pérdida de conciencia fue indispensable el tratamiento en cámara hiperbárica.

la madre. Esta diferencia proviene de la mayor afinidad de la hemoglobina fetal con el monóxido. Al tratar a la madre, el oxígeno que ella recibe pasa al feto a través de la placenta. El monóxido recorre un camino inverso, del feto a la madre, quien lo elimina por los pulmones. Este proceso de desintoxicación es lento, por lo que el nivel de la carboxihemoglobina fetal supera al de la madre alrededor de 10 horas después de la salida del foco.

Por esa razón es común que la madre sobreviva a la exposición al monóxido, pero el feto no. O el niño presenta secuelas neurosicológicas graves, que van desde el retardo mental hasta la idiotez.

Durante décadas se contraindicaba el oxígeno hiperbárico en mujeres embarazadas, por temor a que las altas presiones de oxígeno provocaran cambios indeseados en la circulación fetal. En la exUnión Soviética se realizaron estudios que demostraron que la exposición corta a las presiones del oxígeno en cámara hiperbárica no provoca daño a la circulación fetal.

Varios médicos, entre otros el doctor Jordi Desola Alá, de Barcelona, proponen tratar en cámara hiperbárica a todas las embarazadas intoxicadas con monóxido, cualquiera que sea el nivel de carboxihemoglobina que tengan. Compartimos esa opinión.

¿Quién debe recibir el tratamiento en cámara hiperbárica?

Desde el año 1962, se tratan en cámara hiperbárica los pacientes con intoxicación grave por monóxido de carbono si están:
- En coma.
- Las embarazadas intoxicadas con monóxido, sin importar el nivel de carboxihemoglobina.

- Han tenido pérdida de conciencia durante 5 o más minutos, aunque sin síntomas en el momento.
- Con trastornos neurológicos (no retienen orina y heces, ven borroso o doble, etc.) sin estar en coma.
- Con problemas cardiovasculares producidos o agravados por la intoxicación.
- Asintomáticos con un 25% o más de carboxihemoglobina.

Los niños que han presentado síntomas neurológicos, como convulsiones, también deben tratarse en cámara hiperbárica, aunque los síntomas hayan desaparecido.

Resultados

Durante los últimos 15 años en dos centros de medicina hiperbárica en Buenos Aires hemos tratado casi 3000 pacientes con intoxicación aguda por monóxido de carbono. Por lo general, basta una sesión para borrar los restos de monóxido del organismo y prevenir complicaciones posteriores que afecten el sistema nervioso central.

Muchos pacientes llegan con un fuerte dolor de cabeza, más a menudo localizado en la parte frontal del cráneo, detrás de los ojos. Este dolor se asocia con el edema

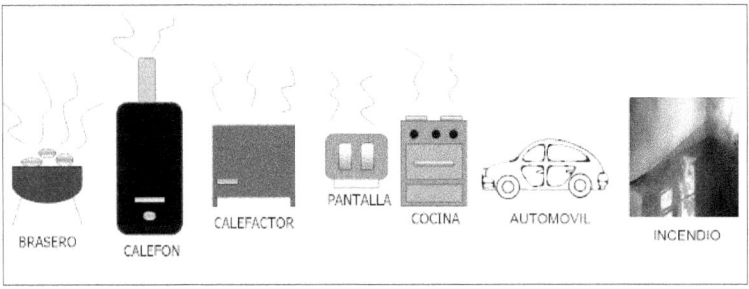

Principales fuentes de accidentes por inhalación de monóxido de carbono. Hay que asegurarse del buen estado técnico de los equipos y cumplir las normas de seguridad.

cerebral producido por el monóxido de carbono. Algunos tienen náuseas, mareos, vómitos, síntomas gastrointestinales, incontinencia urinaria y raramente, lesiones en la piel. Las caras son grisáceas y expresan el sufrimiento. Generalmente, estos síntomas desaparecen durante la primera sesión de cámara. Los pacientes recobran el color normal de la piel y nos informan que el dolor de cabeza desapareció. Vuelve el apetito; referente a este detalle los chicos son más francos. Todos estos notables cambios justifican la aplicación del oxígeno hiperbárico en víctimas de la intoxicación aguda por CO. Todos ellos fueron tratados con oxígeno a presión atmosférica antes de llegar a nuestro Centro y todavía estaban con síntomas.

El doctor Lin Weaver, del LDS Hospital, en Salt Lake City, Estados Unidos, demostró en 2002 que en los pacientes con intoxicación grave tratados con oxígeno fuera de la cámara hiperbárica hubo casi el doble de complicaciones del sistema nervioso central, en comparación con pacientes tratados en cámara hiperbárica.

¿Cuáles son estas complicaciones?

Mario, de 53 años de edad, fue a visitar a su padre un domingo invernal de 2003. Cenaron y se durmieron viendo la televisión, mientras que una estufa que quemaba el gas con una llama de color naranja intenso, emanaba monóxido de carbono. Mario se despertó recién el martes. Respiraba por un tubo endotraqueal y se hallaba vivo de puro milagro. Su papá había fallecido.

Mario se recuperó, pero a la semana volvió a desmejorar como si hubiese tenido un ataque cerebral. No podía comer, ni hablar, ni controlar los esfínteres. ¿Qué hacer?

Los neurólogos realizaron un nuevo estudio de resonancia magnética funcional y observaron que el cerebro de

Mario, pese a estar muy afectado, no había perdido su estructura completamente, por lo cual intentaron salvarlo con la aplicación de la cámara hiperbárica. Lenta, pero continuamente, el paciente empezó a mejorar y se logró la recuperación después de 35 sesiones.

Los resultados fueron tan exitosos que Mario volvió a su trabajo como analista de sistemas. *"Sin la cámara hiperbárica hubiera terminado como un vegetal"*, dice él.

Lo que padeció Mario se conoce como "secuelas tardías de la intoxicación por monóxido" o "síndrome neurológico tardío" que significa un empeoramiento después de un período de supuesta normalidad. Estos casos pueden suceder dentro de los 3 a 40 días después de la aparente recuperación.

Las secuelas pueden variar desde dolor de cabeza hasta el estado vegetativo. Por lo general, los trastornos leves desaparecen espontáneamente y los graves perduran.

Aitor, de 11 años, fue encontrado en el baño asfixiado por monóxido de carbono. Después de las maniobras básicas de reanimación, el padre lo llevó al hospital, donde el chico se recuperó con la aplicación de oxígeno mediante mascarilla. Volvió a su casa y todo parecía normal. Al cuarto día se hizo irritable y desarrolló un dolor de cabeza tan fuerte que lo enviaron de nuevo al hospital. Su estado seguía empeorando y al quinto día del accidente estaba ciego y en coma. En ese momento fue llevado a la cámara hiperbárica. Con siete sesiones recuperó el estado de conciencia, la capacidad mental, el movimiento y, posteriormente, la visión. Poco a poco volvió a la vida normal, pero continúa con medicación anticonvulsiva, porque el monóxido dejó secuelas en su cerebro.

Dito, un empresario de 58 años por inhalar monóxido de carbono entró en coma y siguió durante 3 días viviendo gracias a la respiración mecánica. Se recuperó, pero a las dos semanas aparecieron las cefaleas. La resonancia del cerebro comprobó alteraciones típicas de intoxicación por monóxido.

Al pasar otras tres semanas, las cefaleas no mermaron. El hombre parecía ser normal, aunque apático, sin ganas de hacer nada. El neurólogo notó que el paciente caminaba de una manera inestable. Él no podía resolver los problemas, no sabía calcular, hablaba lento y su voz sonaba raro como la de un robot. Memorizaba con esfuerzo una lista de cosas, y cuando le daban otra, ya olvidaba la primera. No podía recordar episodios de su vida, no reconocía gente en las fotos. Prácticamente, no podía trabajar. Fue un peligro para él estar en la calle, porque al caminar, prestaba toda su atención a la marcha y no al tránsito.

Lo empezaron a tratar en cámara hiperbárica. Después de las 20 sesiones recibidas, se recuperó casi completamente y volvió a su vida normal.

Una vez recibí un mensaje triste de una paciente. Quince años atrás ella sufrió una intoxicación aguda por monóxido de carbono. Fue tratada con oxígeno de mascarilla, se recuperó, pero en un mes desarrollo un síndrome de Parkinson muy severo, que no fue vinculado con la previa intoxicación por monóxido, fue tratado tal cual se trata el síndrome de Parkinson y ahora a los 45 años ella es una persona prácticamente discapacitada. Otra podría haber sido su historia, si ella hubiera sido tratada en aquel entonces con cámara hiperbárica.

Para que este síndrome no pase desapercibido y no se atribuya a otra patología por la cual no será tratado correctamente, damos instrucciones a nuestros pacientes de consultar a su médico si durante los primeros 45 días después de la intoxicación aguda notan algún síntoma raro o si se altera su conducta. El paciente debería informar a su médico del episodio de intoxicación por CO y éste en caso necesario trabajar junto con un neurólogo y decidir sobre la repetición de las sesiones en cámara hiperbárica.

El oxígeno hiperbárico en la intoxicación por gas cianhídrico

El gas cianhídrico es otro de los gases peligrosos que generan los incendios. El paciente muere porque el cianuro bloquea la producción de energía celular. La terapia estándar para esta intoxicación es: oxígeno al 100% y antídotos. Los antídotos para el gas cianhídrico producen metahemoglobina, útil para la desintoxicación, pero incapaz de transportar oxígeno.

La sangre de los pacientes expuestos simultáneamente al monóxido de carbono y al gas cianhídrico contiene tanto carboxihemoglobina como metahemoglobina.

La primera se produce por el contacto con el monóxido de carbono, y la segunda por la terapia contra la intoxicación del gas cianhídrico. Su sangre resulta incapaz de transportar el oxígeno.

La aplicación de la oxigenoterapia hiperbárica beneficia doblemente a estos pacientes.

El síndrome de lesión por inhalación de humo

La irritación que produce el humo puede acarrear una secuencia de afectaciones: insuficiencia respiratoria aguda, edema pulmonar y bronconeumonía.

Las primeras veces que se utilizó la oxigenoterapia hiperbárica en víctimas de incendio fue para tratar quemaduras térmicas, pero los médicos se dieron cuenta de que en los pacientes se reducía la afectación pulmonar. Actualmente se conocen los mecanismos por los cuales la oxigenoterapia hiperbárica disminuye las lesiones pulmonares después de la inhalación de humo. El tiempo entre la exposición al humo y el inicio de esta terapia no debe superar las 12 horas, para evitar que se desarrollen el edema pulmonar y la inflamación.

¿Esta patología es típica sólo para Argentina?
En Estados Unidos se registran cada año 50.000 víctimas de intoxicación aguda por CO. El monóxido de carbono causa la mitad de todos los envenenamientos fatales. Además existe el riesgo de una complicación neurológica o siquiátrica tardía.

Según los datos del doctor Lin Weaver y sus colegas por lo menos unos 10 mil pacientes de estos 50 mil después de la intoxicación aguda pueden sufrir problemas cognitivos y, oportunamente, el tratamiento de estos casos a tiempo en cámara hiperbárica permitiría reducir a la mitad la cantidad de estas secuelas.

Algunas recomendaciones sobre el uso de OHB en el tratamiento de la intoxicación por CO
No hay que olvidarse de esta patología en el verano: incendios, inundaciones, cortes de luz con el uso de generadores de electricidad en ambientes mal ventilados pueden ser fuentes de gases tóxicos.

Algunos médicos limitan el tiempo entre la salida del foco y el tratamiento en cámara hiperbárica sólo a 12 horas. Nosotros aceptamos a todos los pacientes derivados a nuestro Centro y hemos visto mejoría en los que durante más de 12 horas han recibido el oxígeno a presión atmosférica y todavía tenían síntomas.

No deben sobreestimarse los valores de carboxihemoglobina: mientras más tiempo pasa después del evento, menos carboxihemoglobina queda en sangre, pero el efecto nocivo de la dosis inicial permanece, pese a la disminución de estos valores.

Un 72% de nuestros pacientes son niños y adultos jóvenes, mientras que las personas mayores componen sólo un 4,5% del grupo tratado en cámara. Hay un detalle muy importante: en pacientes añosos el cuadro gripal puede engañar y enmascarar la intoxicación por monóxido de carbono.

¿Quién de las personas mayores no sufre de dolor de cabeza, quién no tiene inestabilidad de la marcha o mareos? Es difícil de diagnosticar la intoxicación por monóxido en los viejitos si no hay pérdida de conciencia u otros síntomas graves.

Esa intoxicación puede ser de gravedad mediana o leve, pero estos pacientes además pueden sufrir algún trastorno neurológico tardío, como el síndrome parkinsoniano, pero siendo no diagnosticada la intoxicación por monóxido, este cuadro neurológico puede ser interpretado como enfermedad de Parkinson primaria. O de repente aparece un cuadro de deterioro mental o demencia en esta gente.

Conclusiones

- La cámara hiperbárica es muy eficaz en el tratamiento de la intoxicación aguda por CO.
- El tratamiento también permite prevenir posteriores complicaciones neurológicas, siquiátricas y cognitivas.
- El síndrome neurológico tardío es una indicación para el tratamiento con oxígeno hiperbárico.

Necrosis después de la radiación

La radioterapia se usa en muchos tipos de cáncer para reducir el tamaño de un tumor que se va a eliminar por cirugía, o se administra después de la cirugía para prevenir la recurrencia del cáncer. Para ciertos tipos de cáncer la radiación es el único tratamiento, al no ser posible la extirpación quirúrgica.

Las células cancerígenas tienden a multiplicarse con mayor rapidez que las sanas. Esto les permite invadir tejidos y órganos vecinos o avanzar por la circulación linfática y sanguínea, llegando a otras áreas, formando metástasis. La radiación, por ser más dañina para las células que se reproducen rápidamente, destruye más a las células cancerígenas que a las sanas.

Desafortunadamente, las células sanas de división rápida también pueden morir a causa de este proceso, como es el caso de la piel y del cabello, tejidos que sufren el impacto más notorio. La piel enrojece, aparece irritación, hinchazón, descamación de la capa externa, dolor y quemaduras. Se pierde el cabello. Después de un cierto tiempo estos fenómenos merman.

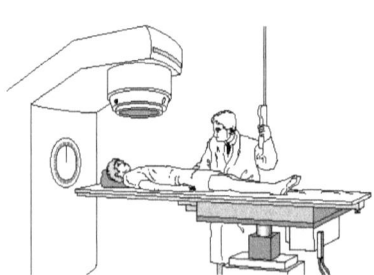

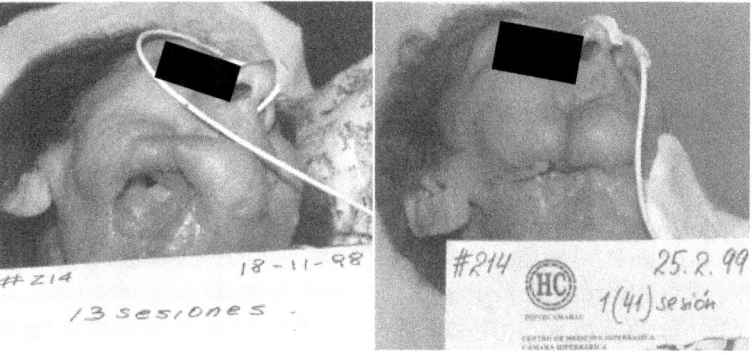

Paciente con úlcera por radiación, antes y después del tratamiento en cámara hiperbárica.

Meses o años después de la radiación pueden presentarse complicaciones tardías. Estas lesiones aparecen en los lugares irradiados. La radiación incapacita a las células para dividirse: desde una célula original ya no se forman células hijas. Cuando la división celular no ocurre, quedan pocas células, porque las envejecidas de a poco mueren y las nuevas no aparecen. Esta condición se llama la hipocelularidad: hay pocas células. En el rango de sensibilidad a la radiación de las células no tumorales el primer lugar lo ocupan los fibroblastos, las células que producen colágeno, la proteína básica del soporte estructural. El segundo puesto lo tienen las células endoteliales, la capa interior de los vasos sanguíneos. Cuando estas células disminuyen en cantidad, progresivamente, se produce la hipovascularidad —quedan pocos vasos sanguíneos— un 20-40% de la cantidad normal. La circulación y el suministro de oxígeno se tornan insuficientes, aparece la hipoxia (poco oxígeno). Al conjunto de esos efectos se lo llama "tres h": **h**ipocelularidad, **h**ipovascularidad e **h**ipoxia. El tejido en ese estado muere con relativa facilidad, y es lo que se llama radionecrosis.

> ¿Cuál es el mejor tratamiento para la necrosis producida por radiación? Oxígeno hiperbárico. No existe ningún otro método que permita restaurar la circulación sanguínea normal en el tejido irradiado.

Ante esa situación el oxígeno hiperbárico es la mejor terapia posible: como fue demostrado por el Dr. Robert Marx, cirujano maxilofacial de la Universidad de Miami, la lesión recibe mayor cantidad de oxígeno, se activan los fibroblastos, crecen nuevos capilares (este proceso se llama "neoangiogénesis") y de a poco el tejido se recupera. No existe ningún otro tratamiento que sea más eficaz para curar la radionecrosis.

Este tratamiento está aprobado por la comunidad médica internacional, y recomendado para reembolso o cobertura directa por el Comité de Oxigenoterapia Hiperbárica de la Sociedad de Medicina Subacuática e Hiperbárica de EE.UU. (UHMS), líder mundial en esta rama de la medicina.

Existen más de cien publicaciones científicas que reportan resultados favorables de la oxigenoterapia hiperbárica en la radionecrosis.

El efecto del oxígeno hiperbárico sobre el tejido irradiado

A simple vista no se detecta ningún cambio en las lesiones durante las primeras 6-8 sesiones. Sin embargo, si empleamos el microscopio observaremos ya los brotes de nuevos capilares. Después de otras 8-10 sesiones este proceso acelera y los capilares crecen más rápido. Se restablece la circulación sanguínea que trae oxígeno y nutrientes al área afectada, las células se recuperan y vuelven a producir colágeno. Una vez crecidos, los capilares permanecen en estado normal durante años, asegurando la vitalidad del tejido previamente irradiado.

Radionecrosis de la boca y de los maxilares

El cáncer de la boca es un término general para cualquier crecimiento maligno localizado en la boca. Puede aparecer como una lesión primaria de la cavidad oral, o por metástasis de un sitio distante. Es una enfermedad bastante común: cada día en Estados Unidos se encuentran 100 nuevos casos o 36.500 por año. Diagnosticado el cáncer en las etapas tempranas, un 80-90% de los pacientes pueden curarse. Pero cada 3 de 10 pacientes curados pueden desarrollar más tarde, como consecuencia de la radiación, la necrosis de tejidos blandos o la de hueso (llamada osteoradionecrosis u ORN).

La radionecrosis de los maxilares dificulta al paciente masticar, comer, hablar, causa dolor y no se cura sola. El doctor Marx fue el creador del esquema de tratamiento de la radionecrosis maxilofacial con cirugía y cámara hiperbárica. Para tejidos blandos el esquema terapéutico fue llamado 20/10 (20 sesiones de oxígeno hiperbárico a 2,4 ATA durante 90 minutos cada una, cirugía y otras 10 sesiones de oxígeno hiperbárico). Este protocolo dio buenos resultados. Cuando la necrosis afecta los huesos, se aplican 30 sesiones de oxígeno hiperbárico antes de la cirugía y 10 después (el esquema 30/10).

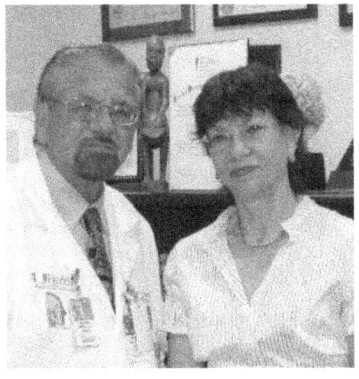

El doctor Robert Marx, de la Universidad de Miami y la autora.

Se agregan 10 sesiones prequirúrgicas para que el hueso pueda responder al tratamiento y no se necesite una cirugía mayor. *"La aplicación de la oxigenoterapia hiperbárica revolucionó la reconstrucción quirúrgica de esta zona, la hizo funcional y predecible"*, dice el doctor Marx.

Prevención de la necrosis de los maxilares

Después de aplicar la radioterapia a los tumores el hueso remanente queda muy frágil, y a medida que transcurren años esta fragilidad aumenta. A veces aparece la necrosis espontánea y, por supuesto, cualquier intervención sobre hueso irradiado puede provocar su muerte. En un 89% de los casos la osteoradionecrosis está producida por un trauma mínimo como la extracción de dientes. Por eso se recomienda, antes de la extracción de piezas dentarias, aplicar 20 sesiones de oxígeno hiperbárico. Esta terapia mejora la densidad capilar y el metabolismo celular, previniendo de esta manera la osteoradionecrosis. Otras 10 sesiones de oxígeno hiperbárico después de la extracción aseguran el resultado favorable, evitando la muerte de la parte ósea de los maxilares.

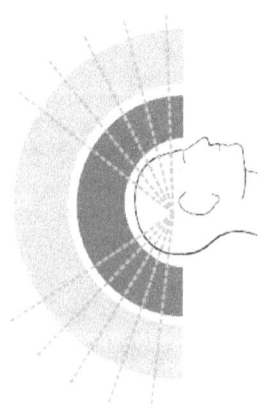

Radionecrosis laríngea

En los casos de la necrosis laríngea producida por radiación, la recomendación común es extirpar la laringe. Como en este órgano se encuentran las cuerdas vocales, el paciente pierde la voz. Se puede evitar la extirpación de la laringe (laringectomía) aplicando oxígeno hiperbárico. El doctor Scott D. London y sus colegas, del Centro Médico de la Universidad de Virginia en Charlottesville en Estados Unidos, documentaron en un artículo científico que no fue necesaria la laringectomía en cinco pacientes con necrosis laríngea que se trataron en cámara hiperbárica. El profesor John Feldmeier del Centro Médico de la Universidad de Toledo, estado de Ohio, sumando otros tres estudios informó que de 35 pacientes, en 29 casos se pudo conservar la laringe.

José, un hombre de la séptima década de vida, muy flaco y depresivo, un buen día apareció en mi consultorio. Hace 15 años tuvo cáncer de las cuerdas vocales, por el cual recibió radioterapia. El cáncer se curó, pero pasados los 3 años apareció una recidiva en la mejilla con la misma histología (estudio de los tejidos y las células bajo un microscopio que permite su tipificación) y en otros 4 años, otra en la mandíbula. Es un sobreviviente de un caso muy complejo: dos recaídas tratadas cada vez con radioterapia. Ahora tiene un nuevo problema: la necrosis laríngea. Vive con un traqueostoma, una abertura quirúrgica en la tráquea. Se inserta un tubo en la abertura para permitir la respiración normal. En el caso de José era necesaria porque los tejidos de su laringe por estar desvitalizados e hinchados obstruían el flujo de aire. Su voz era casi imperceptible. La piel alrededor de esta abertura estaba irritada y lesionada, la zona afectada producía mucha secreción purulenta.

Le propusieron la solución quirúrgica, eliminar la laringe, lo que José rechazó. Le dimos varios "pulsos" de oxigenoterapia hiperbárica. A partir de las 30 sesiones empezó a mejorar su estado general, aumentó de peso, desapareció el exudado purulento, inició el proceso de cicatrización. Todavía no está completamente curado, pero es un hombre enérgico, volvió a su trabajo, habla con la voz un poco ronca, pero ya no es mudo.

Virginia tuvo menos suerte con su necrosis laríngea: pese a recibir 30 sesiones, no mejoraba. La biopsia demostró la recurrencia del tumor. En esta situación la oxigenoterapia es ineficaz. La conducta médica en este caso fue correcta: primero oxígeno hiperbárico, y después otra biopsia, porque cada intervención puede provocar una nueva necrosis.

Necrosis de cabeza y cuello

En otra investigación del doctor Marx ya mencionado, 160 pacientes con necrosis ocasionada por radioterapia de tumores de la cabeza y del cuello recibieron oxigenoterapia hiperbárica (esquema 20/10). Los pacientes que por motivos económicos o geográficos no pudieron concurrir a la cámara hiperbárica formaron el grupo control y fueron tratados con todos los métodos necesarios salvo el oxígeno hiperbárico. Las diferencias de los resultados del tratamiento entre estos grupos son las siguientes:

Complicaciones	Tratados con OHB	No tratados
Infección de las heridas	6%	24%
Reapertura de las heridas (dehiscencia)	11%	48%
Cicatrización retardada	11%	55%

La cicatrización retardada fue la sumatoria de la acción de dos factores: infección y de reapertura de las heridas. El Dr. Marx resaltó que el resultado fue muy notorio: hubo 5 veces menos complicaciones en el grupo tratado en cámara hiperbárica.

Radionecrosis de la pared torácica

La necrosis de la pared torácica ocurre cuando se trata con radiación el cáncer de pulmón, mama o esófago. El doctor Ulrich M. Carl y colaboradores de la Universidad de Düsseldorf, Alemania, reportaron en 2001 los resultados del tratamiento de 44 pacientes con radionecrosis de la pared torácica después de la mastectomía y la radiación. 32 pacientes fueron tratadas en cámara. Doce formaron el grupo control por haber rechazado este tratamiento. El oxígeno hiperbárico significativamente disminuyó el dolor, la hinchazón y el eritema (enrojecimiento de la piel por congestión sanguínea), 7 mujeres se curaron por completo, mientras que las mujeres no tratadas seguían con síntomas.

El resultado del tratamiento de la necrosis de la pared torácica es mejor con la aplicación de OHB.

Cistitis por radiación (cistitis actínica[11])

Cistitis es una inflamación de vejiga urinaria. La cistitis puede aparecer en un lapso de 6 meses a 20 años después de la terapia por radiación. El revestimiento de la vejiga presenta múltiples lesiones por morir debido al efecto de "tres H". Se exponen los capilares y aparece el sangrado. El paciente sufre de micción frecuente con urgencia, incontinencia urinaria, y puede tener hematuria o sangre en la orina de diferente magnitud. Es una condición que no se cura por sí misma. Una cistitis hemorrágica puede requerir la extirpación quirúrgica de la vejiga si no responde a los tratamientos convencionales. El oxígeno hiperbárico cura entre el 60% y el 95% de los casos.

---

11. Actínica – relativo a la acción de las radiaciones.

Horacio, de 68 años, recibió radioterapia por cáncer de próstata. Ocho años después aparecieron los síntomas de una cistitis por radiación. Prácticamente orinaba sangre. Le fueron realizadas repetidas transfusiones de sangre, pero sin efecto. Toda la sangre transfundida en cuestión de horas aparecía en la bolsa vesical. La causa es la típica lesión por radiación, la hipocelularidad, hipovascularidad e hipoxia, que hacen desaparecer la cobertura interna de la vejiga por estar estas células más sensibles a la radiación que las de otros estratos de la vejiga. La superficie de la vejiga sangraba en napa. ¿Cómo recuperarla? Con oxígeno hiperbárico. Después de las 15 sesiones de la oxigenoterapia hiperbárica este proceso empezó a mermar. Con 30 sesiones la vejiga dejó de sangrar.

Amelia recibió la radioterapia por el cáncer del cuello uterino. También sufrió hemorragias masivas y también mejoró con la cámara hiperbárica. Parecía ya curada, pero antes de la última sesión de cámara empezó otra vez a sangrar, pero con sangre roja y limpia. Enseguida fue atendida por los cirujanos, que notaron la recuperación de toda la superficie de la vejiga, salvo una arteria de mediano calibre, que derramaba sangre. Esta arteria fue embolizada, la taparon con un material especial y la paciente volvió a gozar de salud.

La historia de Amelia otra vez resalta que el tratamiento médico óptimo es el resultado de un trabajo en equipo. En este caso el sangrado en napa fue resuelto con la oxigenoterapia hiperbárica, mientras que la hemorragia de una arteria requirió una intervención quirúrgica.

Proctitis y enteritis por radiación (actínicas)
La inflamación crónica del recto (proctitis) y del intestino (enteritis) puede aparecer como complicación meses o

años después de la terapia de radiación. El daño al revestimiento del tracto intestinal produce síntomas que incluyen dolor abdominal, espasmos, diarrea, deshidratación y secreción sanguinolenta o mucosa por ano. El paciente pierde el apetito, siente necesidad de defecar frecuentemente y aunque lo haga continúa con la sensación de que el recto no está completamente vacío. Con el tiempo aparecen las estrecheces, fístulas, perforaciones, ulceraciones de la pared del intestino o hemorragias masivas.

Se necesita tratar el revestimiento del intestino que es más sensible a las radiaciones que otros estratos del tracto digestivo. Los métodos de tratamiento son escasos: o la remoción quirúrgica del intestino afectado, o la disecación de la superficie lesionada con láser, corriente eléctrica o formalina. Todas estas técnicas eliminan el tejido dañado. El oxígeno hiperbárico lo restaura. No reemplaza al tratamiento médico que junto con OHB permite mejorar los síntomas y aliviar el estado del paciente.

En 2004 el doctor John Feldmeier ya mencionado, revisó 114 casos de proctitis y enteritis actínica descritos en publicaciones médicas. De estos 41 (36%) se curaron y 68 (60%) mejoraron. Son resultados superiores a los que se logran sin utilizar la cámara.

Lesiones neurológicas por radiación

En Estados Unidos se diagnostican cada año más de 40.000 nuevos casos de tumores de cerebro, y más de 25.000 malformaciones arterio-venosas[12] cerebrales. Es una conexión entre las arterias y venas en vez de capilares por vasos sanguíneos anormales, que forman un "saquito" con paredes débiles que a veces se rompen,

---

12. Es una conexión anormal entre las arterias y las venas en el cerebro que por lo general se forma antes de nacer.

produciendo una hemorragia con peligro para la vida. El tratamiento más común de ambas enfermedades es la radiocirugía estereotáctica, definiendo ésta como una técnica de tratamiento radiante con la precisión y efectividad de la cirugía, pero sin la invasividad de la apertura del cráneo. De cada 100 pacientes que reciben radioterapia para tratar estas condiciones, entre 8 y 10 pueden desarrollar radionecrosis. El tratamiento estándar de la radionecrosis del cerebro incluye los esteroides y cirugía, que tienen sus limitaciones.

Un análisis realizado en 2004 por el doctor Feldmeier, a partir de 63 casos descritos por varios autores, reveló que al aplicar el oxígeno hiperbárico se observó una mejoría en 29 (el 46% de los pacientes tratados), confirmada en estudios posteriores con imágenes.

Además, se pudo suspender o reducir sustancialmente los esteroides. En 2009 los médicos españoles reportaron el éxito al tratar con oxígeno hiperbárico a tres pacientes con radionecrosis cerebral. El doctor J.E.Wanebo de San Diego (EE.UU.) en el mismo año describió otros 6 casos exitosamente tratados.

La oxigenoterapia hiperbárica debe iniciarse precozmente. Los casos descritos en la literatura científica mundial y nuestra experiencia demuestran que los éxitos son más probables al aplicarla apenas aparecen los primeros síntomas.

María tuvo un derrame cerebral por romperse una malformación arterio-venosa. La trataron con radiocirugía y aunque todo parecía excelente, María entró en este pequeño grupo de pacientes en los cuales se desarrolla la necrosis alrededor del área tratada. Ella empezó con síntomas oculares, perdiendo parcialmente la visión en una mitad del campo visual, primero de un ojo y después del otro.

Esta condición se llama hemianopsia homónima. Ella ocurrió debido a la lesión en el cerebro que es responsable por reconocer y apreciar lo que se está viendo. Desde los primeros síntomas hasta el inicio del tratamiento pasaron dos meses. Probablemente por esto no vimos mejoría en la función visual de María.

Ella recibió radiocirugía en dos zonas. Mientras la tratábamos por las lesiones visuales, ella desarrolló síntomas en otra parte tratada con radioterapia, en la corteza motora. Una pierna dejo de obedecer, María cayó al piso de su altura por perder el control de su pierna. La resonancia del cerebro comprobó otra zona necrótica. Nos parece que tuvimos éxito por tratarla enseguida: con 40 sesiones de oxigenoterapia hiperbárica se recuperó casi por completo el movimiento voluntario de su pierna.

Observamos mejoría en otro paciente tratado por la misma razón. Grabamos su marcha antes y después del tratamiento que confirmo el éxito terapéutico.

Parece que los efectos benéficos del oxígeno hiperbárico sobre el sistema nervioso central no se deben solamente a la oxigenación. Como el tratamiento en cámara hiperbárica moviliza las células madre desde la médula ósea hacia la sangre (efecto descubierto por Steve Thom, de la Universidad de Pensilvania en 2006), pudiera ser que éstas también ejerzan una acción favorable sobre las lesiones cerebrales.

Es difícil tratar a estos pacientes. El poseer

> La cámara hiperbárica no promueve el crecimiento tumoral. No se debe privar de esta terapia a los pacientes oncológicos.

focos necróticos en el cerebro, los hace más propicios a desarrollar convulsiones. A veces éstas ocurren al respirar oxígeno al 100% a presión atmosférica. En estos casos hemos desarrollado protocolos especiales para aumentar paulatinamente la presión en cámara, de una sesión a otra, a fin de "entrenar" a estos pacientes hasta llegar a las presiones necesarias. También la medicación anticonvulsiva que reciben debe estar actualizada y comprobada la dosis necesaria para prevenir las convulsiones.

Es parte del fenómeno de intolerancia al oxígeno. Justamente, la intolerancia al oxígeno es más común en pacientes que sufren de epilepsia o presentan tumores, edema cerebral local o necrosis por radiación. Estas lesiones localizadas en el cerebro son focos que inician una actividad neuronal anormal que termina en convulsiones. La incidencia de esta complicación en pacientes que reciben OHB es muy baja –1 caso por 10 mil tratamientos en Estados Unidos–. Nosotros la hemos observado aún menos frecuentemente: en tres pacientes por 50 mil tratamientos (los tres con necrosis cerebral).

El oxígeno hiperbárico como radiosensibilizador

Durante los años cincuenta hasta el inicio de los setenta del siglo pasado, el oxígeno hiperbárico también fue utilizado como radiosensibilizador. Esta palabra significa el aumento de la sensibilidad del tumor a radioterapia. Cuando falta oxígeno, los tejidos tumorales siendo por naturaleza hipóxicos, conservan la resistencia a la radioterapia. La idea de aumentar la cantidad de oxígeno disuelto alrededor del tumor al momento exacto de radiación pertenece al médico e investigador británico Dr. Churchill-Davidson. Combinando el oxígeno hiperbárico y radiación se esperaban mejores resultados en el tratamiento. La radioterapia se realizaba mientras los pacientes respiraban oxígeno en cámaras hiperbáricas monoplaza con paredes de acrílico, transparentes a los rayos gamma. Esta aplicación del oxígeno hiperbárico se abandonó por problemas técnicos.

El oxígeno recibido en cámara hiperbárica es un radiosensibilizador muy potente. Al mismo tiempo es menos tóxico que otras sustancias que se utilizan para aumentar la sensibilidad de tumores a radioterapia, por eso la idea fue rescatada por los investigadores japoneses. La radiación se aplica durante los primeros 15 minutos después de terminar la sesión en cámara hiperbárica.

La oxigenoterapia hiperbárica no promueve el crecimiento tumoral

Durante muchos años los médicos se preguntaron si el oxígeno hiperbárico, al activar el crecimiento del tejido de granulación en las úlceras, promovería también el crecimiento tumoral.

De por sí, el grupo de pacientes con radionecrosis tiene un alto riesgo de desarrollar cáncer. Los pacientes con tumor, pueden tener otro, o un tumor ya tratado pero no erradicado.

En muchos casos persisten las causas que provocaron el cáncer inicial. El ejemplo de los fumadores es ilustrativo. Según las estadísticas, un 83% de los fumadores sigue fumando después del tratamiento por cáncer. Un 33% de los pacientes fumadores tratados de cáncer, desarrolla en 5 años un nuevo tumor.

En el año 2001 se convocó en Lisboa a la Conferencia del Consenso, auspiciada por la Sociedad Europea de Radiación Terapéutica y Oncología (ESTRO) y por el

Comité Europeo de Medicina Hiperbárica (ECHM), para evaluar la efectividad del oxígeno hiperbárico en la curación de las lesiones por radiación. Se demostró en algunos trabajos que el oxígeno hiperbárico, lejos de promover el cáncer, reduce las metástasis. Los tumores que reciben insuficiente oxígeno responden menos al tratamiento anticancerígeno, resultan más propensos al crecimiento agresivo y a las metástasis letales.

Además, las células tumorales por falta de oxígeno se hacen resistentes a la quimioterapia y a la radiación.

El temor de que el oxígeno hiperbárico pueda promover el crecimiento maligno no tiene evidencia científica, por lo que no se debe privar de esta terapia a los pacientes oncológicos. Aún más, se puede hablar de un efecto protector del oxígeno hiperbárico contra el cáncer.

Como decía el famoso médico ruso, doctor Vladimir Pahkomov: *"Hay que bañar el tumor en oxígeno"*.

Actualidad y futuro del uso de OHB en lesiones por radiación

Es aconsejable utilizar el oxígeno hiperbárico en las lesiones por radiación, porque las alternativas son una cirugía de eficacia incierta en un paciente ya comprometido o conformarse con que la calidad de vida del paciente se reduzca notablemente.

Continúa la búsqueda de mejores protocolos de aplicación de oxígeno hiperbárico. En Europa existe una red de centros de medicina hiperbárica y están en curso varios estudios sobre la eficacia de OHB. En el marco de colaboración internacional *"COST B14 Hyperbaric Oxygen Therapy"* un grupo de trabajo prepara y actualiza los protocolos del uso de oxígeno hiperbárico en oncología radiológica.

Está en curso un estudio clínico que se realiza simultáneamente en varios centros de diferentes países, sobre la efectividad del oxígeno hiperbárico en las lesiones por radiación en distintos órganos: mandíbula, laringe, piel, vejiga, recto, colon y en la esfera ginecológica. Cuando concluya esta investigación conocida como HORTIS (*Hyperbaric Oxygen Radiation Tissue Injury Study*), los médicos contarán con datos científicos de primer nivel sobre la eficacia del oxígeno hiperbárico en el tratamiento de estas patologías. Este estudio está dirigido por la Fundación de Estudios Baromédicos (*The Baromedical Research Foundation*) en Columbia, Carolina del Sur, Estados Unidos.

La *Colaboración Cochrane,* un organismo no gubernamental que evalúa la validez de los avances científicos y de las nuevas aplicaciones médicas, reconoce en su última revisión el efecto favorable del oxígeno hiperbárico en pacientes con lesiones post radiación de cabeza, cuello, ano y recto.

Necrosis ósea aséptica

Carina tiene 23 años y desde hace un año sufre dolor en la cadera derecha. La chica hace meses que camina con muletas, toma antiinflamatorios. Empeora poco a poco. ¿Diagnóstico? Necrosis aséptica de la cabeza del fémur: hueso que soporta la carga de nuestro cuerpo y nos permite caminar.

Su traumatólogo le propone cirugía de pronóstico incierto. Carina nos encontró en la Web. Empezamos a tratarla. Primero se aliviaron los dolores, posteriormente desaparecieron. Su seguro de salud no cubría la oxigenoterapia hiperbárica (OHB) para esta patología, pero Carina no se rindió y pidió amparo ante un juez, que ordenó al seguro pagar por el tratamiento. Después de 38 sesiones en la cámara hiperbárica Carina quedó curada, el médico perito judicial la evaluó, y reconoció la curación.

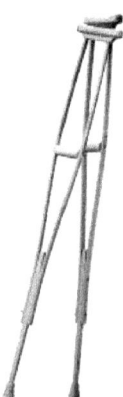

¿Cuántos pacientes necesitarían lo mismo? En Estados Unidos cada año se diagnostican aproximadamente 15.000 nuevos casos de necrosis ósea aséptica, sobre todo en personas entre 30 y 60 años de edad. Un 90% de ellas la padecen en la articulación de la cadera. A veces se afectan la rodilla y el hombro.

La necrosis aséptica, también llamada necrosis avascular, osteonecrosis o necrosis ósea isquémica, se presenta cuando una parte del hueso no recibe sangre y muere a causa de ello. Si el paciente no recibe tratamiento el daño óseo empeora y finalmente la articulación deja de funcionar.

La necrosis aséptica puede ser causada por una enfermedad subyacente o un trauma, como una fractura que perjudica el suministro de sangre al hueso. También puede ser provocada por tratamiento con esteroides, consumo excesivo de alcohol, radioterapia y enfermedad por descompresión. La gota, la ateroesclerosis y la diabetes son enfermedades que pueden estar asociadas con el desarrollo de la necrosis aséptica. Muchas veces no es causada por ningún trauma o enfermedad, y en ese caso se denomina "necrosis aséptica idiopática" o necrosis aséptica sin causa conocida, la que padecía Carina.

Una condición similar que se observa en niños y adolescentes es la enfermedad de Legg-Calvé-Perthes, asimismo llamada coxa plana o enfermedad de Perthes. Es también una necrosis aséptica de la cabeza del fémur, que ocurre con mayor frecuencia en varones de 4 a 8 años de edad. Aunque hay muchas teorías en relación con su causa, realmente se sabe poco.

Síntomas de la necrosis de la cabeza del fémur

Desafortunadamente, esta enfermedad es asintomática en sus etapas iniciales. A medida que el daño óseo progresa, la persona siente dolor en la articulación. El dolor va aumentando hasta que llega a ser muy fuerte. Si el hueso colapsa, sobreviene la limitación del movimiento y la cojera.

> El mejor tratamiento para la necrosis ósea aséptica en las etapas tempranas es la oxigenoterapia hiperbárica.
> El oxígeno es necesario para la viabilidad ósea y para la reparación y remodelación del hueso.

Tratamiento

El tratamiento dependerá de las causas que provocaron esta necrosis. Se utilizan fármacos antiinflamatorios no esteroides. Para limitar la carga mecánica se prescriben muletas. En la mayoría de los casos es necesario el tratamiento quirúrgico, que va desde el injerto óseo hasta el reemplazo total de la articulación. En Estados Unidos un 10% de todos los reemplazos de la cadera se deben a necrosis ósea aséptica.

El mejor tratamiento en las etapas tempranas es la oxigenoterapia hiperbárica. El oxígeno es necesario para la viabilidad, reparación y remodelación ósea. Se conocen efectos beneficiosos del oxígeno hiperbárico en la formación de hueso, la movilización de los precursores óseos y la curación de fracturas. Las células que sufren por falta de oxígeno lo reciben a través de una vía alternativa, directamente disuelto en el plasma, en cantidades mayores que las comunes.

Este tratamiento, que comprende entre 60 y 100 sesiones de oxigenoterapia hiperbárica a 2,2 – 2,5 atmósferas de presión, salva los tejidos afectados, ayuda a reabsorber los no viables y cicatriza los defectos óseos.

Resultados clínicos del tratamiento de la necrosis ósea en los adultos

El doctor Michael Strauss, del Memorial Medical Center de Long Beach, California, analizó 4.224 casos publicados

en revistas de medicina en los cuales los estudios mediante imágenes confirmaron la evolución de los pacientes. Los resultados se clasificaron como exitosos cuando se recuperaba la movilidad de la articulación y se reducía el dolor. De los 3.193 casos tratados con cirugía, un 66% se consideraron exitosos. En los 189 pacientes tratados con cámara hiperbárica, los resultados exitosos fueron del 81%.
Los diferentes tratamientos pueden complementarse unos a otros. Por ejemplo, la operación llamada "descompresión cefálica" disminuye la presión dentro del hueso, a la vez que la oxigenoterapia hiperbárica facilita el crecimiento de nuevos vasos sanguíneos y promueve la remodelación ósea. Ambas técnicas aportan beneficios a la curación.

Resultados clínicos del tratamiento en la enfermedad de Legg-Calvé-Perthes

Especialistas cubanos trataron con oxigenoterapia hiperbárica a 210 pacientes que padecían esta enfermedad. La cámara hiperbárica se empleó en tres series de 15, 10 y 10 sesiones separadas unas de otras por 7 semanas. Algunos pacientes necesitaron series complementarias de 10 sesiones. El tiempo habitual de curación de este mal sin utilizar cámara hiperbárica, según la literatura, es de tres años. En este caso el 92% de los pacientes se curaron en menos de dos años.

Costo del tratamiento

En 1997, el doctor Strauss demostró las ventajas de la oxigenoterapia hiperbárica en el tratamiento de la necrosis ósea aséptica según la relación costo/beneficio. Si bien es verdad que tantas sesiones en cámara hiperbárica tienen un costo elevado, el costo acumulado de otros tratamientos es mayor. Por ejemplo, las prótesis de la cadera deben sustituirse mediante cirugía más de una vez por vida. Mientras más joven sea el paciente mayor será el costo total.

Necrosis ósea aséptica de maxilares producida por bifosfonatos

Los bifosfonatos son fármacos que inhiben la función de los osteoclastos, células que reabsorben y remodelan los huesos. Estos remedios son altamente eficaces en el tratamiento de la osteoporosis y algunas enfermedades, así como en metástasis óseas de tumores malignos (cáncer de pulmón, lengua, próstata).

En pacientes tratados, se estabiliza la patología ósea, disminuye la incidencia de fracturas patológicas y merma el dolor severo que acompaña a estas condiciones. Sin embargo, en los últimos años, se están documentando casos de necrosis ósea de maxilares y mandibulares, que se presentan después de las intervenciones quirúrgicas o espontáneamente en pacientes que han recibido altas dosis de bifosfonatos.

La cuestión es ¿en estos casos la oxigenoterapia hiperbárica es de utilidad? Actualmente este asunto está bajo la investigación en el Centro de Medicina Hiperbárica y Fisiología Ambiental de la Universidad de Duke, y en la Universidad de Minnesota, EE.UU. Los primeros resultados son alentadores, pero esta condición todavía no entró en la lista de indicaciones del tratamiento con oxígeno hiperbárico recomendadas para la cobertura por parte de los aseguradores de salud.

Sordera súbita y trauma acústico

La pérdida repentina de la audición sin una causa aparente se denomina sordera súbita neurosensorial. Afecta a 1 de cada 5.000 personas, desde niños y adultos jóvenes hasta las personas de mediana edad. Cada año se registran 4.000 casos en Estados Unidos y otros 15.000 en otros países. Según los datos alemanes, 20 nuevos casos por 100.000 personas aparecen por año, en tanto que los investigadores japoneses observan que este mal se incrementa con la edad: entre las personas de la sexta década de la vida la sordera súbita ocurre tres veces más frecuentemente que en el grupo de jóvenes de 20-30 años.

Los síntomas aparecen sorpresivamente: el paciente sano al despertar no escucha casi nada de un oído. O lo nota al hablar por teléfono. A veces este síntoma puede ir acompañado de zumbidos de diferente intensidad, que parecen ser más fuertes de noche, cuando disminuye el ruido ambiental. Esta falsa percepción de sonidos se llama acúfenos o tinnitus. Otros síntomas son vértigo y náuseas.

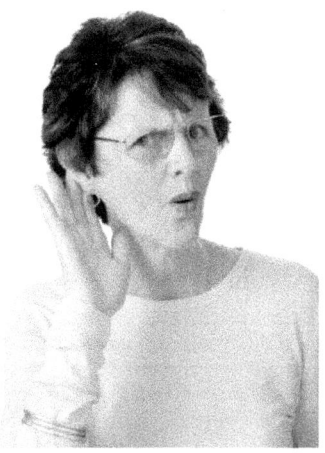

Causas de la sordera súbita

Existen muchas posibles causas que provocan la sordera súbita, pero en cada caso es muy difícil identificar la causa precisa. Pudiera deberse a una inflamación del oído interno o a una infección viral. O a un espasmo de los vasos sanguíneos de esta zona, o a la oclusión vascular provocada por un coágulo de sangre (trombo) o por una pequeña partícula de tejido graso. Otras causas serían: hemorragia, trastornos alérgicos, metabólicos, estrés o algún daño anatómico de las estructuras del oído. Todas estas condiciones impiden que la sangre llegue a las células captadoras de la señal acústica y les lleve el oxígeno, tan necesario para el funcionamiento normal.

Se supone que en esta patología esté involucrado el sistema inmune, porque en la sangre de aproximadamente la mitad de los pacientes se encontraron diferentes anticuerpos patológicos. Además, en algunos pacientes la sordera súbita coincide con cansancio crónico, dolor muscular, dolor en las articulaciones, depresión, diarrea y fibromialgia[13]. A veces la pérdida de audición se atribuye a congestión de las vías respiratorias durante un resfrío o por alergia.

A los casos que ocurren sin causa aparente, los médicos los llaman "idiopáticos". "Idiopático" significa aparecido por causa no identificada. La mayoría de los casos de la sordera súbita son idiopáticos.

De todos modos se supone que hay inflamación, hinchazón (edema), disminución de la circulación y falta de oxígeno.

---

13. La fibromialgia es un grupo de síntomas y trastornos músculo-esqueléticos que se caracterizan por cansancio, dolor persistente, rigidez de los músculos, tendones y tejido blando circundante, y un amplio rango de síntomas sicológicos, como dificultades para dormir, rigidez matutina, dolores de cabeza y problemas con el pensamiento y la memoria.

Posibilidad de recuperación sin tratamiento alguno

Es común una recuperación espontánea durante los primeros días. Pero es poco probable que mejore la audición de los pacientes si esto no ocurrió en las primeras 2 semanas. Mientras pasa el tiempo su audición generalmente empeora.

¿Qué beneficio brinda la cámara hiperbárica en el tratamiento de la sordera súbita?

El tratamiento tradicional comprende medicamentos que disminuyen la inflamación y mejoran la circulación al dilatar las arterias y hacer más líquida la sangre. Se utilizan esteroides, vasodilatadores, expansores de plasma y remedios antivirales. La oxigenoterapia hiperbárica aplicada junto con tratamiento farmacológico, permite enviar más oxígeno a los tejidos y, al mismo tiempo, combatir los procesos inflamatorios e infecciosos. Además, el oxígeno hiperbárico (OHB) mejora el estado del sistema inmune, promueve la aparición de algunas sustancias reguladoras, y actúa en la transmisión de las señales intracelulares. Las células asfixiadas por hipoxia o falta de oxígeno, se despiertan y empiezan a producir factores de crecimiento, enzimas antioxidantes y muchas otras sustancias protectoras.

Estadísticas del tratamiento

Otorrinolaringólogos de la Universidad de Pisa, Italia, sometieron a 30 pacientes con sordera súbita a tratamiento en cámara hiperbárica desde las primeras 48 horas a partir del comienzo de los síntomas una vez por día a 10 sesiones en total. Otros 20 pacientes recibieron solamente

La oxigenoterapia hiperbárica es muy útil para el tratamiento de la sordera súbita, acúfeno o tinnitus, a condición de que el paciente sea tratado de forma óptima en las primeras dos semanas y de manera aceptable dentro de los primeros tres meses. Una vez pasados los seis meses, el tratamiento es ineficaz.

los vasodilatadores, o medicamentos que ensanchan las arterias y de esta manera aumentan el flujo sanguíneo. Al terminar el tratamiento se observó una mayor respuesta en los pacientes tratados en cámara hiperbárica.

Según otro estudio realizado en Turquía y publicado en *European Archives of Otorhinolaryngology* en 2004, el grupo tratado con OHB tuvo una mayor recuperación de la audición que los pacientes no tratados en cámara.

El efecto benéfico fue más pronunciado en las personas menores de 50 años.

Médicos alemanes, en 1998, revisaron los resultados de diferentes métodos del tratamiento en más de 4.000 pacientes con sordera súbita idiopática o trauma acústico. Confirmaron que mejoraron el 65% de los pacientes tratados con medicamentos y cámara hiperbárica.

Además, estudios en Japón, Alemania, Croacia, Rusia y otros países demostraron que la oxigenoterapia hiperbárica es una terapia muy útil a condición de que el paciente sea sometido a ella precozmente, de forma óptima en las primeras dos semanas y de manera aceptable dentro de los primeros tres meses. Una vez pasados los seis meses, el tratamiento es ineficaz.

Con qué tristeza atendemos a pacientes jóvenes que fueron derivados a la cámara tarde. No los rechazamos porque las estadísticas y nuestra experiencia dicen que alguien todavía puede beneficiarse aunque parcialmente. Algunos médicos sugieren iniciar el tratamiento con esteroides, y si el paciente no responde, utilizar la cámara hiperbárica. Este esquema es aceptable si en caso de fracaso el paciente es derivado a la cámara hiperbárica durante las primeras dos semanas desde la aparición de los síntomas.

> El tratamiento del trauma acústico agudo con cámara hiperbárica y esteroides es eficaz siempre y cuando la oxigenoterapia hiperbárica se inicie dentro de los 10 días posteriores al accidente.

El trauma acústico

Es la pérdida de audición sensorial originada por un ruido intenso (explosión cercana, disparos de armas de fuego, ruido de maquinaria, etc.). El trauma acústico afecta la circulación en el oído interno. La cámara hiperbárica suministra mayor cantidad de oxígeno a los tejidos, por lo que su empleo a tiempo puede reducir o curar la pérdida de audición.

Según M. Pilgramm y K. Schumann, otorrinolaringólogos alemanes, la oxigenoterapia hiperbárica en esta patología resulta más exitosa que cualquier otro método terapéutico.

El médico japonés T. Okamoto y sus colegas demostraron en 2005 que el tratamiento del trauma acústico agudo en cámara hiperbárica junto con esteroides es eficaz siempre y cuando la oxigenoterapia hiperbárica se inicie dentro de los primeros 10 días a partir del accidente.

Nuestra experiencia

Hemos tratado más de 100 pacientes con sordera súbita y acufenos (incluyendo algunos casos de trauma acústico agudo) en 12 años. Un 50% de los pacientes sufrió también de acúfenos o tinnitus, algunos de vértigo, mareos, vómitos y otros signos de trastornos vestibulares.

El período entre la aparición de los síntomas y el inicio del tratamiento en cámara hiperbárica variaba de 3 días a más de un año. Según las estadísticas, la mayoría de nuestros pacientes ya no tenían chances de mejoría. La edad de nuestros pacientes variaba entre los 13 y los 79 años, siendo el grupo entre 50 y 59 años más grande, lo que coincide con los datos de la bibliografía.

Para el diagnóstico cierto se hace un estudio llamado audiometría. Este método mide la pérdida de audición en decibeles (dB) en diferentes frecuencias de sonido. Los decibeles son unidades de la intensidad de sonido, unos 60 decibeles corresponden al habla normal. La frecuencia es otro parámetro del sonido que lo caracteriza como alto o bajo y se mide en hercios (Hz). En una conversación normal la frecuencia del sonido varía de 500 a 3000 Hz. El Instituto Nacional de Sordera y otros Trastornos de la Comunicación de Estados Unidos define la sordera súbita como una pérdida auditiva neurosensorial de 30 dB o más, medida por lo menos en 3 frecuencias audiométricas consecutivas, que aparece en un lapso máximo de 72 hs. y en individuos sin patología ótica anterior. Si la pérdida de audición se produce en un tiempo superior a 72 hs., se llama "sordera rápidamente progresiva".

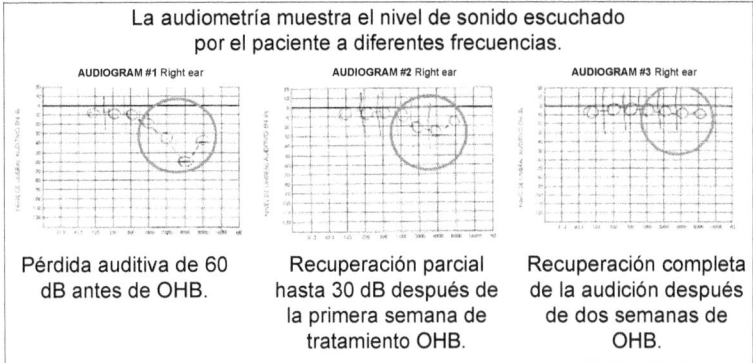

Nuestros pacientes recibían vasodilatadores y esteroides. El tratamiento con OHB fue aplicado diariamente a 2,0 ATA durante 60 minutos.

Unos 20 pacientes abandonaron el tratamiento, y según nuestra observación, en esta patología hay más pacientes que en cualquier otra enfermedad, que dejan el OHB. Es probable que la necesidad de igualar la presión en el oído medio durante el tratamiento los asuste, por tener un oído ya comprometido. Pero según los datos publicados, las complicaciones por parte de los oídos son más comunes en pacientes con radionecrosis de cabeza y cuello.

82 pacientes recibieron más de 5 sesiones. 68% de ellos reportaron una mejoría subjetiva, la cual fue confirmada por audiometría en un 45%. Mermaron los acúfenos. La mejoría en audición fue desde 15 dB en algunos pacientes hasta una recuperación completa en 2 casos.

Un 55% de los pacientes no recobró la audición. Entre ellos hubo pacientes con reducción manifiesta de los acúfenos. Notamos la mejoría en los pacientes prácticamente de todas las edades, salvo mayores de 60 años.

Buscamos la causa ¿por qué no mejoraron estos pacientes? Muy importante es el intervalo entre la aparición de la enfermedad y el inicio del tratamiento con oxígeno hiperbárico. A medida que este intervalo aumenta, hay menos casos de una evolución favorable. Entonces, el retraso en iniciar el tratamiento .OHB disminuye la probabilidad de mejoría.

En la bibliografía existen opiniones que sugieren que después de los 3 meses pasados desde la pérdida de audición no se recomienda aplicar la OHB por falta de respuesta, pero hemos observado algunos casos que respondieron al oxígeno hiperbárico con una mejoría parcial, pasados los 3 meses. Entonces, aceptamos a todos los pacientes derivados a nuestro servicio, sin importar el tiempo de evolución de la hipoacusia. Aunque es preferible tratar a estos pacientes con la menor demora posible.

Sordera súbita y cámara hiperbárica. Medicina basada en la evidencia

La organización *Colaboración Cochrane* en 2005 encontró la evidencia de que la audición puede mejorar y los acúfenos mermar si se aplica la oxigenoterapia hiperbárica en las primeras dos semanas de la instalación del cuadro.[14]

Con acumulación de experiencia favorable en tratamiento de la sordera súbita neurosensorial con OHB, la Sociedad de Medicina Subacuática e Hiperbárica de EE.UU. (UHMS) en octubre de 2011 incluyó esta indicación en la lista de patologías recomendadas para tratar con oxígeno hiperbárico.

Conclusión

La sordera súbita es una urgencia médica que varía en severidad de leve a profunda. Pero muchos pacientes no

---

14. Bennett MH, Kertesz T, Yeung P. *Hyperbaric oxygen therapy for idiopathic sudden sensorineural hearing loss and tinnitus – a Cochrane systematic review.* Undersea Hyper Med, 2005; 32(4):234.

lo saben y consultan a su médico tarde. Como no hay dolor, los pacientes no se preocupan por la pérdida de audición. Además, por no haber recibido ningún daño físico, ellos están esperando una mejoría espontánea. Desafortunadamente, la demora en el diagnóstico y el tratamiento puede llevar a una sordera permanente.

> La Sociedad de Medicina Subacuática e Hiperbárica de EE.UU. (UHMS) en octubre de 2011 incluyó la sordera súbita en la lista de patologías recomendadas para tratar con oxígeno hiperbárico.

Es importante destacar que casi la mitad de los pacientes, que según las estadísticas prácticamente no mejoran espontáneamente pasadas las primeras 2 semanas, tienen una oportunidad de recuperar su audición por lo menos parcialmente. ¿Cómo? Habiendo sido tratados en cámara hiperbárica.

Durante los últimos 30 años la oxigenoterapia hiperbárica fue aplicada en el tratamiento de la sordera súbita o de progresión rápida, así como en acúfenos (tinnitus) y trauma acústico. En todas estas patologías, aunque de origen diferente, se afectan las células del oído interno, las que se recuperan con la ayuda de la oxigenación hiperbárica.

Recomendaciones

Si usted nota una brusca disminución en la audición, consulte al médico de inmediato. No espere turno, insista en ser atendido en el momento. Si con el tratamiento médico la audición no se recupera, solicite agregar al tratamiento la oxigenoterapia hiperbárica.

Lesiones cerebrales

Neuronas fatigadas

La vida del hombre es cada vez más larga. Los especialistas de la Organización Mundial de la Salud calculan que sólo en los próximos 10 años en el mundo habrá mil millones de ancianos. ¿Disfrutará el hombre de una vejez sana? A partir de los 65 años aumenta la aparición o incidencia de las demencias. La demencia es una pérdida de la función cerebral que afecta la memoria, el comportamiento, el aprendizaje y la comunicación. Las afecciones empeoran lentamente. Algunas demencias se deben a una irrigación cerebral insuficiente, en particular, la que afecta la sustancia blanca del cerebro, llamada enfermedad de Binswanger o síndrome frontal subcortical con leucoaraiosis, y que perjudica a 1 de cada 4 personas mayores de 65 años.

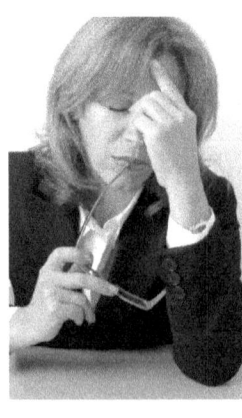

Las técnicas modernas de estudios por imagen, como la resonancia magnética, permiten observar estas lesiones en pacientes con trastornos de la atención, disminución de la memoria operativa, incapacidad para resolver problemas, dificultades en el habla, trastornos en la marcha, problemas de equilibrio, control de la posición del cuerpo y de los esfínteres.

El neurólogo argentino José Vila, especialista en este campo, atribuye la causa de esta enfermedad a los cambios que sufren los diminutos vasos que irrigan el cerebro: los capilares. Sus paredes pierden poco a poco la elasticidad y permeabilidad selectiva. Parte del líquido que los capilares transportan se filtra al tejido cerebral y allí se acumula.

> La falta de oxígeno en ciertas zonas del cerebro se traduce en demencia. Ahí las células quedan como "apagadas" o "atontadas", aunque durante cierto tiempo pueden permanecer vivas y ser recuperadas. ¿Como? Enviándoles oxígeno hiperbárico.

Como resultado de ello, la distancia entre los capilares aumenta y empeora la irrigación sanguínea de los tejidos. En algunas zonas falta oxígeno, lo que se traduce en menor producción de energía en la células, que parecen estar "apagadas" o "atontadas", aunque en realidad siguen estando vivas durante cierto tiempo y se pueden recuperar enviándoles oxígeno hiperbárico.

En esta enfermedad, la distancia que debe recorrer el oxígeno a través del tejido cerebral hasta las neuronas es mayor que la normal. La cámara hiperbárica tiene la ventaja de hacer llegar el oxígeno a los tejidos cerebrales más profundos, o más alejados de los capilares.

Hemos tratado a muchos pacientes que sufren este tipo de demencia. Nuestra experiencia es que casi todos mejoran, aunque la recuperación es mayor en el caso de los pacientes que presentan los síntomas desde hace menos de un año. Como promedio, esta mejoría dura entre 6 y

8 meses, después de los cuales es aconsejable repetir la terapia, ya que el proceso degenerativo continúa, aunque es más lento.

Accidentes cerebrovasculares (ACV)

Don Julio fue traído a Buenos Aires por la aviación sanitaria desde una lejana provincia. Los neurólogos lo derivaron a nuestro servicio por haber desarrollado un accidente cerebro-vascular (ACV). Don Julio tenía parálisis en la mitad del cuerpo y trastornos del habla por falta de oxigenación cerebral local en una zona que es responsable de los movimientos voluntarios del cuerpo. Ingresó en camilla a la cámara hiperbárica, mejoró con cada una de las diez sesiones, y abandonó nuestro centro diez días después. Caminando, sin cojear y sin otro daño neurológico.

El accidente cerebro-vascular (ACV) isquémico o infarto cerebral es una enfermedad que se produce cuando falla la oxigenación de alguna zona del cerebro por afección de las arterias que llevan sangre al cerebro. Se estima que cada año 700.000 estadounidenses experimentan un accidente cerebrovascular, nuevo o repetido. De ellos cerca de 157.000 personas mueren: es la tercera causa de muerte después de las enfermedades cardíacas y el cáncer.

Para que quede claro el rol de la OHB vamos a explicar los procesos que pasan en el cerebro durante el ACV. Existen dos tipos de ACV: hemorrágico o producido por una rotura de un vaso sanguíneo (aquí no vamos a tratar esta variante) e isquémico. Este último aparece con el corte agudo de circulación por un trombo, un émbolo[15] o por vasoespasmo. Estas condiciones resultan en

---

15. Émbolo: masa sólida, líquida o gaseosa transportada por la sangre a un lugar del organismo distinto del punto de origen, que puede provocar la oclu-

isquemia, o falta de irrigación del área afectada; le sigue la incapacidad de las neuronas en producir energía y, consecuentemente, la muerte neuronal. Mientras mayor es el calibre de la arteria involucrada, será más grande el daño cerebral y la cantidad de neuronas que mueren. Pero no todo el tejido cerebral se pierde irreversiblemente, algunas células en la periferia de la zona dañada pueden ser rescatadas. Estas partes se encuentran en un estado llamado "penumbra isquémica". El concepto de la penumbra isquémica fue desarrollado hace unos 30 años.

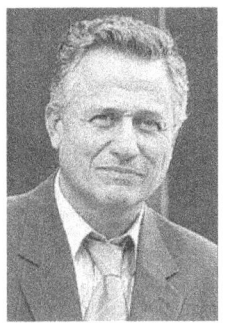

Dr. José F. Vila, neurólogo especialista en medicina hiperbárica.

Se dan los nombres *umbra* y *penumbra* a las sombras, producidas por los obstáculos en el camino de luz desde una fuente. La umbra es una sombra completa, mientras que la penumbra es una sombra parcial: la luz está oscurecida, pero no desaparece.

Al estudiar el tejido neuronal en infartos cerebrales, Jens Astrup de Dinamarca, Bo K. Siesjö de Suecia y Lyndsay Symon de Gran Bretaña descubrieron que alrededor del tejido infartado o muerto (sin circulación - umbra) hay una zona peri-infarto (penumbra), donde el flujo sanguíneo ha disminuido, pero no cesó por completo. Esta circulación reducida no es adecuada para permitir a las neuronas transmitir las señales eléctricas, en otras palabras, funcionar normalmente, pero es suficiente para mantener este tejido todavía vivo. Las neuronas en estas áreas son "perezosas", pero al estimularlas pueden convertirse en células funcionales.

---

sión o bloqueo parcial o total de un vaso sanguíneo.

Estas neuronas necesitan oxígeno. En condiciones de oxigenación hiperbárica se convierten en metabólicamente activas y vuelven a funcionar normalmente.

En la clínica es muy importante diferenciar las neuronas normales y "perezosas". Una de las técnicas por imagen, que se llama SPECT[16], permite visualizar las células activas, porque ellas son capaces de absorber el contraste y depositarlo. Las neuronas "perezosas" no lo hacen. En las imágenes de SPECT ellas se ven en color azul.

Pero después de la estimulación con OHB estas neuronas vuelven ser activas y empiezan a depositar el contraste. Las zonas azules se tornan amarillas y después rojas. Comparando las imágenes cerebrales por SPECT antes y después de OHB, se puede observar áreas del tejido cerebral recuperadas. Las zonas de penumbra se transforman en tejido que funciona normalmente.

Las neuronas "perezosas" son capaces de sobrevivir un tiempo, y la aplicación de OHB estimula estas neuronas letárgicas y las convierte en metabólicamente activas. El oxígeno hiperbárico vence la hipoxia (falta de oxígeno), reduce el edema cerebral, restaura las membranas celulares y prácticamente salva esta área de penumbra.

Los mejores resultados se logran con presiones no muy altas y en sesiones más cortas que las requeridas por otras enfermedades. El estudio que incluía el grupo control, publicado en 1995 en la revista *Stroke* por el profesor Norbert Nighoghossian y colegas, demostró una mejor recuperación de pacientes con ACV tratados en cámara hiperbárica, al compararlos un año después del tratamiento con aquellos enfermos no tratados en cámara.

---

16. SPECT - Tomografía Computarizada por Emisión de Fotones Individuales, o en inglés *single photon emission computerized tomography*.

El protocolo actual de ACV isquémico incluye inyección de sustancias capaces de disolver el coágulo de sangre que está ocluyendo la arteria y bloquea el flujo sanguíneo en el transcurso de las tres primeras horas a partir de inicio del accidente cerebrovascular. Esta terapia se llama trombolisis. Se restaura el flujo y hay posibilidad de recuperar el área dañada.

El doctor Marc Fisher, del Worcester Memorial Hospital, Worcester, Massachusetts, opina que las técnicas modernas de imágenes cerebrales permiten identificar mejor las zonas de la penumbra isquémica y que, probablemente, los pacientes con ACV pueden beneficiarse de trombolisis aunque hayan pasado más de estas 3 horas que actualmente se consideran como límite de efectividad de este tratamiento.

Como sabemos, la penumbra isquémica también responde al tratamiento con oxígeno hiperbárico. Supuestamente, la mejor solución se encuentra en la combinación de estas dos técnicas. Existe la esperanza de que en futuro cercano la identificación por imagen de zonas de penumbra pueda guiar la terapia del ACV agudo a mejores protocolos y buenos resultados en la mayoría de los pacientes.

Encefalopatías anóxico-hipóxicas

La hipoxia cerebral es la falta de suministro de oxígeno al cerebro, haya o no adecuado flujo de sangre. El ahogo, la asfixia, la sofocación, el trauma cerebral, el envenenamiento por monóxido de carbono y las complicaciones de la anestesia general pueden crear condiciones para la hipoxia cerebral. Los síntomas de la hipoxia cerebral leve son los siguientes: falta de atención, decisiones erróneas, pérdida de memoria y descoordinación motora. La hipoxia grave o la insuficiencia prolongada de oxígeno, puede causar coma, convulsiones y hasta la muerte cerebral. La privación total del oxígeno para las células cerebrales o anoxia resulta en la muerte cerebral que puede sobrevenir a los cinco minutos que ésta ocurra, porque las neuronas son sumamente sensibles a la falta de oxígeno. El suministro insuficiente de oxígeno al cerebro produce las condiciones que se llaman encefalopatías anóxico-hipóxicas.

Cada año miles de niños son salvados de ahogarse en el agua, pero si al cerebro le faltó oxígeno durante un tiempo prolongado, sufrirán un daño neurológico permanente. Estos accidentes traen como consecuencia trastornos cerebrales: los niños no pueden tener una vida normal y a veces necesitan cuidados especiales a perpetuidad. Tratados a tiempo en cámara hiperbárica podrían mejorar mucho.

Los traumas cerebrales producidos por accidentes también ocasionan trastornos neurológicos. La encefalopatía anóxico-hipóxica puede ser resultado de un paro cardíaco.

Alejandro, un chofer de 22 años, fue atacado por delincuentes, le dispararon y la bala atravesó la aurícula derecha del corazón. Esto ocurrió por suerte, muy cerca de un hospital, donde un equipo de cirujanos cardiovasculares atendió a Alejandro. Le fue suturada la perforación en la pared cardíaca, pero su corazón no latió durante ocho minutos. Esto le provocó un daño cerebral: él no hablaba ni reconocía a sus familiares, y sus pupilas no reaccionaban a la luz. Sólo respondía a los estímulos dolorosos. Era el resultado de una isquemia cerebral prolongada. Pasadas dos semanas fue derivado a la cámara hiperbárica. Paulatinamente, a lo largo de veintiséis sesiones, comenzó a recuperar la vista y la orientación témporoespacial hasta que en un momento muy emotivo pudo reconocer a su mamá. Sus funciones neurológicas y síquicas se recuperaron completamente.

En Estados Unidos, en Lauderdale-by-the Sea, hay un famoso centro de medicina hiperbárica llamado *Ocean Hyperbaric Center*, que fuera encabezado por el doctor Neubauer. Allí se ha tratado durante 35 años a cientos de pacientes con lesiones cerebrales anóxico-hipóxicas con buenos resultados.

Lesión cerebral traumática

Una lesión cerebral traumática (en inglés, *"traumatic brain injury,"* o TBI) es una herida cerebral causada por un golpe o por un violento estremezón en la cabeza. Esta herida puede dramáticamente modificar cómo la persona actúa, se mueve, y piensa. El término lesión cerebral traumática es una expresión aplicada a heridas de la cabeza que pueden causar cambios en una o más áreas, tales como: pensar y razonar, hablar, ver y oír, controlar la conducta, caminar y realizar otras actividades físicas. La definición oficial de esta condición en Estados Unidos es la siguiente: *"...un daño causado al cerebro por una fuerza física externa, que resulta en una discapacidad funcional total o parcial, o en un impedimento psicosocial, o ambos..."*

Además de la lesión directa de las estructuras craneales, encefálicas o meníngeas como consecuencia de un agente mecánico externo, existe el daño secundario por falta de la perfusión y oxigenación cerebral que puede originar un deterioro funcional neurológico.

Aproximadamente 1,7 millones de personas sufren lesiones cerebrales traumáticas cada año en Estados Unidos, según los registros de Centros de Control de

Enfermedades de 2012. El riesgo más alto de padecer de un traumatismo cerebral lo corren los niños de hasta cinco años, los adolescentes de sexo masculino y los adultos jóvenes entre las edades de 15 y 24 años.

Un grupo grande resultó ser muy vulnerable por presentar lesiones traumáticas crónicas. Son veteranos de guerra de Iraq y Afganistán, un 19% de los cuales se presentan con lesión cerebral traumática crónica[17]. Aunque en muchos casos es una lesión leve, ésta puede estar acompañada por el síndrome "post-conmoción", que consiste en problemas crónicos cognitivos, de comportamiento, y sicológicos. Los desórdenes incluyen el trastorno de estrés post-traumático (PTSD)[18], depresión, pensamiento y comportamiento suicida, dolor, conciencia alterada, amnesia y drogadicción como una complicación más desafiante.

La tasa de suicidios en este contingente es más alta que en cualquier otro grupo de población estadounidense, un 21% de veteranos está desocupado, 154.000 no tienen vivienda... Se estima que unos 30 millones de americanos de edad laboral sufren de una lesión cerebral crónica leve no tratada. El retraso en el tratamiento resulta en vidas arruinadas.

El oxígeno hiperbárico es uno de los tratamientos que dan mejores resultados clínicos. El mecanismo de la acción favorable de oxígeno hiperbárico es bien conocido. El oxígeno genera nuevos vasos sanguíneos, restaura las células "atontadas" que fueron privadas de oxígeno, ayuda a mermar la inflamación cerebral y estimula las células madre propias del paciente. El oxígeno hiperbárico fue usado en el tratamiento de lesiones cerebrales

---

17. http://www.news-medical.net/news/20130123/3226/Spanish.aspx
18. *Post-traumatic stress disorder* (PTSD) en inglés.

producidas por la enfermedad de descompresión durante más de 100 años.

El doctor Paul Harch, de la Universidad Estatal de Luisiana, tiene extensa experiencia en el tratamiento de veteranos de guerra con OHB. Unos tenían lesión cerebral provocada por explosiones, otros sufrían de múltiples conmociones cerebrales. Después de que ellos fueron tratados en cámara hiperbárica durante 35 días, su cociente intelectual (IQ) aumentó 15 puntos en promedio. Es la diferencia entre un trabajador de construcción y un ingeniero. El síndrome post-conmoción se redujo un 40% (lo que supera cuatro veces la cantidad considerada significativa en clínica). El estrés post-traumático fue reducido un 30% y la depresión un 51%; todos estos números obtenidos por las pruebas neurológicas y sicológicas estandarizadas.

Los estudios cerebrales por imágenes demostraron la restauración del flujo sanguíneo, mejoría en los procesos metabólicos y recuperación del tejido neuronal. Todos los resultados fueron altamente significativos desde el punto de vista estadístico. La mejoría resulto ser permanente.

Hay otros centros de medicina hiperbárica en Estados Unidos que hacen el mismo trabajo y usan el protocolo del Dr. Harch participando en un proyecto de "Rescate de Lesiones Cerebrales" (*National Brain Injury Rescue & Rehabilitation Project*). Estarán seleccionados mil pacientes de 18-65 años de edad con lesión cerebral traumática de leve o moderada gravedad diagnosticada por neurólogos y sicólogos militares o civiles. El proyecto está orientado a los veteranos de guerra que presentan una disminución manifiesta en su puntaje de pruebas neurosicológicas.

Conclusión

- El oxígeno hiperbárico se aplica exitosamente en diferentes enfermedades y condiciones neurológicas.
- Demencia vascular, accidente cerebro-vascular, encefalopatía anóxico-hipóxica y lesiones cerebrales traumáticas de leve a moderada gravedad son indicaciones para la terapia OHB.
- Un neurólogo siempre debe ser parte del equipo médico en el tratamiento de estos pacientes.
- Los protocolos para el tratamiento del cerebro deben ser bajos o moderados (1.5 ATA) por extrema sensibilidad del cerebro dañado a cualquier intervención.

Niños con autismo

Tomás tiene seis años. No habla, no obedece las órdenes de los padres, siempre se quita la ropa, si no quiere hacer algo, grita *"aaaaaaaaaaa..."* y trata de esconderse.
Javier es un joven brillante que se graduó en una universidad en Estados Unidos. Quiso empadronarse para el servicio militar, pero allí fue que se encontró con que él es autista. Uno jamás podría pensarlo. Un muchacho muy inteligente, pero que nunca mira a los ojos. Tampoco se dirige a su interlocutor, sólo contesta preguntas.
Dentro del autismo se dice que hay tantos grados como personas. Autismo es una absorción en sí mismo; la actividad mental del autista está limitada en cosas propias, haciéndole difícil o incapaz de relacionarse con otras personas y situaciones desde el principio de la vida. Algunos pacientes también presentan un atraso en el desarrollo de funciones cognitivas, mientras que otras no. Unos pacientes no tienen todos los síntomas de esta condición, por lo cual la Organización Mundial de Salud clasifica estas anormalidades en interacción con otra

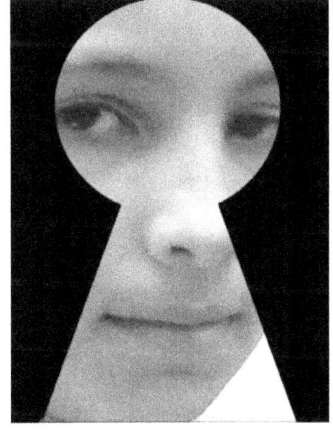

gente y contactos sociales como Trastornos del Espectro del Autismo (TEA).

Desde que el Dr. Leo Kanner en 1943 le diera nombre a este fenómeno, han transcurrido 70 años de investigaciones para tratar de determinar las causas del autismo. Arquímedes Fernández-Valdés, profesor de la Facultad de Psicología de la Universidad de La Laguna (Islas Canarias) dice: *"La dificultad del autismo es precisamente que no sabemos todavía la causa... Si lo supiéramos avanzaríamos muchísimo"*.

La población en las Islas Canarias cuenta cada vez con más personas (1 caso por cada 22 personas de 6 y más años), con discapacidad de comunicación, aprendizaje y relaciones personales.[19] Uno de cada 88 niños tiene autismo o un trastorno relacionado en Estados Unidos, según informaron en marzo de 2012 los Centros para el Control y la Prevención de Enfermedades de Estados Unidos (CDC, por su sigla en inglés). Esto implica un aumento general del 25 por ciento desde el último análisis, del 2006, y casi el doble de la tasa reportada en el 2002.[20]

Estudios del cerebro en autismo

Varias modernas técnicas de estudio por imágenes que directamente o indirectamente evalúan la estructura, la función y la bioquímica del cerebro, permiten monitorear el estado del cerebro en diferentes momentos. Con ellas se observa una hipoperfusión en el cerebro de personas autísticas. El suministro insuficiente de sangre es más manifiesto en áreas responsables de comunicación e interacción social; esto podría ser la razón del mayor interés

---
19. http://autismodiario.org/2013/04/10/se-inicia-un-proyecto-de-investigacion-del-cerebro-en-el-autismo-en-tenerife/
20. http://www.elcomercio.com/salud/Tasas-autismo-aumentan-Unidos_0_672532807.html

por sí mismo –en "auto"–. Un detalle más: en el cerebro de niños sanos las imágenes por resonancia magnética muestran un aumento compensatorio del flujo sanguíneo cuando la persona está resolviendo alguna tarea. Esto no ocurre en muchos casos de autismo.

La causa de esta hipoperfusión cerebral en niños con autismo no se conoce todavía, pero ella puede estar asociada con el estado proinflamatorio del cerebro. Un estudio publicado en 2005 evidenció este fenómeno en pacientes autísticos. Es la acumulación de líquido entre las células, por lo que el oxígeno necesita cruzar mayores espacios para llegar a las neuronas. Por eso las células sufren de falta de oxígeno o hipoxia. Todo junto: hipoperfusión, inflamación e hipoxia crean las condiciones desfavorables para el metabolismo cerebral, lo que, en cierto grado, podría explicar el comportamiento de estos niños.

Otro posible mecanismo de origen del autismo se atribuye a la disfunción mitocondrial. Las mitocondrias son pequeñas centrales eléctricas dentro de cada célula. Ellas producen energía gracias a la cual nosotros vivimos. Están descritos algunos casos clínicos por separado, y en series de casos, de los pacientes con autismo en los cuales fue observado un nivel anormal de algunos metabolitos marcadores de la disfunción mitocondrial. Como la producción de energía es la función principal de la mitocondria, su disfunción termina en falta de energía celular.

OHB para autismo

OHB es el mejor método para superar los efectos de la hipoperfusión eliminando la hipoxia. El oxígeno hiperbárico no sólo suministra más oxígeno al cerebro, sino que también disminuye el edema cerebral y controla la inflamación.

El doctor Daniel A. Rossignol, del Centro Internacional de Recursos de Desarrollo Infantil, en Melbourne, estado de Florida, demostró la reducción (de casi un 90%) de un marcador de inflamación –la proteína C-reactiva– en los niños autistas tratados con oxígeno hiperbárico.

Otro efecto de OHB importante fue descubierto en 2006 por el Dr. Steve Thom de la Universidad de Pensilvania, en Estados Unidos. Resulta que el oxígeno hiperbárico moviliza las células madre de la médula ósea y aumenta su representación en el torrente sanguíneo, lo que probablemente también podría aportar a la reversión de alteraciones patológicas en el cerebro de niños con autismo.

OHB mejora la función mitocondrial: aún más, protege a las mitocondrias del deterioro, al comparar con el nivel y la presión de oxígeno normal. El doctor Rossignol considera que la OHB puede mejorar el estado de las mitocondrias en niños con autismo.

¿Cómo es el protocolo para el tratamiento de los niños con TEA por oxigenación hiperbárica?

En otros capítulos hemos mencionado que los protocolos de OHB para diferentes patologías oscilan entre las 2,0 y 3,0 ATA. El cerebro lesionado necesita presiones bajas. El doctor Neubauer propuso 1.5 ATA, pero aún menores presiones resultaron suficientes para mejorar algunas condiciones patológicas cerebrales.

Resultados de la aplicación de OHB en niños autísticos

El estudio se realizó incluyendo 62 niños autistas, de entre 2 y 7 años. El equipo del doctor Daniel A. Rossignol dividió al grupo en dos y, al azar, uno recibió 40 sesiones de 1 hora de terapia hiperbárica, mientras que el segundo recibió una terapia placebo. Al primer grupo se le administró un 24 por ciento de oxígeno a una presión de 1,3 atmósferas y al segundo un nivel normal de oxígeno (21 por ciento) en un ambiente levemente presurizado (1,03 atmósferas). Comparado con el tratamiento placebo, la terapia hiperbárica mejoró de manera significativa el funcionamiento general de los niños, el uso del lenguaje, la interacción social y el contacto visual.

El estado del 80% de los pacientes tratados con oxigenoterapia mejoró, a diferencia del 38% del grupo control, escribieron los autores en la versión online de la revista *BMC Pediatrics*. El grupo tratado con oxigenoterapia logró reducir significativamente la irritabilidad, la hiperactividad, las conductas repetitivas y mejoró el lenguaje, lo que no ocurrió en el grupo control.

Otros análisis demostraron que los niños de hasta 5 años, y aquellos con una menor gravedad inicial del autismo, fueron los que más beneficios obtuvieron del tratamiento hiperbárico. A la vez, el tratamiento fue bien tolerado y no causó complicaciones terapéuticas.

"Dados estos resultados positivos y la falta de tratamientos con efectividad demostrada para las personas con autismo, los padres que opten por el tratamiento hiperbárico para sus hijos pueden confiar en su seguridad a la presión utilizada en el estudio y en que mejorará ciertas conductas autistas", concluyó el equipo.

La observación del doctor Rossignol, referente al mayor beneficio para niños menores de edad, coincide con el informe del Dr. Neubauer y del Dr. Golden publicado en 2002 en la revista *The International Journal of*

Neuroscience. Probablemente, la OHB en niños de menor edad superando el efecto de hipoperfusión cerebral, puede mejorar las condiciones para el futuro desarrollo cerebral.

Pero el doctor Jepson y sus colegas de Austin, Texas, del Centro de Atención de Niños, usando este protocolo en 16 niños con TEA no lograron mejoría después de 40 sesiones de OHB.

Entonces, los resultados del tratamiento son diferentes

Por eso la Sociedad de Medicina Hiperbárica y Subacuática de Estados Unidos (UHMS) publica listas de indicaciones aceptadas para reintegro del tratamiento con OHB en diferentes patologías. La aplicación de OHB en el autismo no está aprobada por el Comité de UHMS. Pero frente a las muchas investigaciones y solicitudes de los padres de niños con TEA, la UHMS informa que se presta como institución consultora para la realización de un estudio multicéntrico con buen nivel metodológico, pero todavía no puede recomendar esta condición como una indicación.

Mientras carecemos de suficiente evidencia: ¿tratar o no tratar los niños con autismo en cámara hiperbárica?

Los padres de niños con TEA, tienen muchas dificultades. La primera es el impacto de la enfermedad, pero la segunda y muy importante es la de dar una respuesta a la pregunta *¿qué voy a hacer con mi hijo?*

Muchos buscan terapias alternativas: musicoterapia, equinoterapia, etc., además de métodos educativos, sicológicos y médicos. Entre ellas, la posición número uno lo ocupa la cámara hiperbárica. ¿Por qué? Porque existen estudios que demuestran los resultados favorables de este tratamiento en TEA. Además, están publicados estudios que presentan mejoría en funciones neurológicas en los jóvenes sanos tratados en cámara. Ellos mostraron mayor nivel de atención, mejor tiempo de reacción y búsqueda de palabras.

Cuando los padres me preguntan si vale la pena tratar a su hijo o hija con autismo, les contesto que sí, siempre y cuando el neurólogo que atiende a este niño esté de acuerdo con el tratamiento. Por supuesto, el niño no debe presentar ninguna contraindicación al tratamiento.

Generalmente, los padres ven mayores mejorías en sus hijos que nosotros, los médicos. La prudencia en la elección del protocolo, mucha atención a cada pacientito y contacto permanente con el neurólogo haciendo trabajo en equipo, son claves del éxito.

Hemos tratado a pocos niños con autismo. Siempre pedimos a los padres que anoten los cambios positivos en la conducta de los niños, y es más objetivo si la evaluación la hace el profesor en el colegio o un médico, o un sicólogo que conocía a este paciente desde antes.

La sicopedagoga de Tomás nos informo que después de las 37 sesiones de oxigenoterapia hiperbárica agregada al tratamiento de rehabilitación neurológica, su conducta ha mejorado progresivamente, aunque continúa siendo variable. Tomás sostiene atención mayor tiempo, establece mejor relación con adultos, ya no se quita la ropa, aprendió a ponerse los zapatos y atar los cordones, y es más sociable, lo que hemos notado también nosotros.

Conclusión

Dados los resultados positivos, pero no unánimes, de la OHB, y la falta de reintegro financiero por el tratamiento, se pone la elección de OHB a decisión de los padres con hijos que padecen TEA.

Parálisis cerebral

Parálisis cerebral (PC) es un término general para describir los trastornos neurológicos que se produjeron "*in útero*", durante el parto o después del parto, pero afectan los movimientos del cuerpo y la postura de continuo. La causa más común en estas lesiones es la falta de oxígeno para el cerebro, lo que se llama encefalopatía anóxicoisquémica.

Además de los trastornos motores, puede estar dañada la esfera sensorial, la audición, la visión y el pensamiento; algunos pacientes presentan simultáneamente síntomas de epilepsia, tienen dificultades en el aprendizaje y problemas de conducta. Se estima que hay 2 niños con parálisis cerebral por cada 1000 nacidos con vida.

Cuadro clínico

Parálisis cerebral es una condición con cuadro clínico muy diverso, dependiendo de la gravedad del daño al sistema nervioso central. Mientras que unos niños no pueden caminar y necesitarán que los cuiden durante toda su vida, otros pueden ser algo torpes y no requerirán asistencia especial.

La mayoría de los niños ya nacen con PC, aunque éste puede no detectarse durante los primeros meses o años de vida. Generalmente los síntomas aparecen antes de que el niño llegue a los 3 años: es más común entre los

> Hemos tratado a una niña de 9 años con parálisis cerebral como complicación de encefalomielitis que la niña sufrió a los 3 años. Ella presentaba parálisis de la lengua y dificultad en la respiración por no poder tragar la saliva. Pese a que ella recibió la OHB pasados los 6 años desde la aparición de su problema (durante los cuales recibía fisioterapia y rehabilitación), su mejoría fue muy manifiesta. Ella aprendió a tragar, mejoró su ritmo de respiración y hasta ganó unos premios en natación en su grupo infantil.

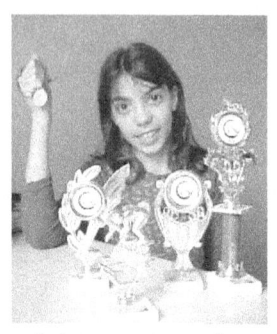
Aylen con sus premios.

12 y 18 meses, cuando se hace obvio que no desarrollan sus funciones motoras básicas, las que permiten sentarse, mantener la posición de sentado, gatear o arrodillarse, más tarde incorporarse y caminar. Los niños pueden tener asimetría en los movimientos, rigidez o debilidad muscular. La rigidez es bastante común y se nota en un 75% de pacientes. Los niños con epilepsia además tienen convulsiones.

Consecuencias en el desarrollo síquico

La parálisis cerebral provoca diferentes tipos de discapacidad síquica. La alteración de movimiento limita al niño a explorar activamente el mundo y conocerlo. La falta de independencia crea consecuencias sociales de esta enfermedad.

No hay cura para la parálisis cerebral, pero el objetivo del tratamiento es mejorar las habilidades funcionales que facilitan la independencia y mejoran la calidad de vida. Uno de los propósitos muy importantes es reducir la rigidez o espasticidad muscular, ya que ésta puede ser muy dolorosa y es uno de los síntomas más frecuentes.

Tratamiento

El tratamiento incluye fisioterapia y terapia ocupacional, enseñanza del habla (logopedia), medicamentos para controlar convulsiones, relajar músculos y aliviar dolores; a veces se necesita cirugía para corregir anormalidades anatómicas o relajar los músculos extremadamente espásticos, aparatos ortopédicos, sillas de ruedas, aparatos de movilidad asistida para caminar, equipos de comunicación, tales como computadoras con sintetizador de voz integrado.

Las nuevas tendencias incluyen estimulación eléctrica de baja intensidad para los músculos, que no induce contracción muscular, pero estimula los tejidos. Otro método considerado prometedor es el uso de un traje como de astronauta que permite un cierto grado de independencia en el movimiento[21]. Hasta el momento estos tratamientos no cuentan con suficiente grado de evidencia.

En el tratamiento de la parálisis cerebral también se usa la oxigenoterapia hiperbárica (OHB).

¿Cómo ayuda la OHB en la parálisis cerebral?

No todos los pacientes con PC son automáticamente candidatos al tratamiento con OHB. El beneficio del

---
21. Este traje fue inventado en Rusia para combatir los efectos negativos (atrofias musculares, osteoporosis) que sufrían los astronautas por falta de la gravedad durante los largos viajes espaciales. Posteriormente, en los años 90, el traje se utilizó para tratar a los niños con trastornos musculares.

oxígeno hiperbárico se espera en casos asociados con lesión traumática del cerebro o con encefalopatía anóxica[22] o hipóxica[23].

Las áreas dañadas del cerebro en estos casos se encuentran en el estado de penumbra metabólica, el cual hemos explicado en el capítulo sobre el infarto cerebral y el accidente cerebro-vascular (vea página 111). Las neuronas en zonas lesionadas son "perezosas", ellas están vivas pero no funcionan. Este tejido es potencialmente recuperable. ¿Cómo el médico puede diagnosticar el estado de estas neuronas? El doctor Richard Neubauer fue el primero en aplicar el estudio por imágenes SPECT (tomografía computada por emisión de fotones individuales), que permite visualizar las células activas por captar ellas un marcador. Al aplicar la terapia OHB estas células empiezan a activarse y depositan el marcador. Los cambios en los estudios SPECT van paralelamente con la mejoría clínica, lo que permite monitorear la progresión del paciente. El doctor Neubauer demostró el beneficio de OHB para la destreza motora de pacientes, concentración, atención, visión y comunicación verbal y no verbal.

El doctor Neubauer durante 30 años trató muchos pacientes con parálisis cerebral, pero no realizó ningún estudio controlado. Dándose cuenta de la importancia de tener los resultados de tal estudio, él explicaba las dificultades en realizarlo. Primero, él consideraba no ético no tratar a la mitad de los pacientes. Segundo, la variabilidad del cuadro clínico, de áreas afectadas en el cerebro de estos niños, severidad de defectos y la singularidad de esta enfermedad hace muy difícil formar grupos comparativos para un estudio doble ciego controlado

---

22. Anóxico – asociado a ausencia de oxígeno.
23. Hipóxico – asociado a insuficiencia de oxígeno.

aleatorizado, como lo exigen las pautas de medicina basada en la evidencia.

El doctor David Montgomery y colegas de la Universidad McGill en Montreal, Canadá, en 1999, reportaron una mejoría en la destreza motora de sus pacientes y también una reducción de la espasticidad muscular. En este estudio participaron 25 niños de 3 a 8 años

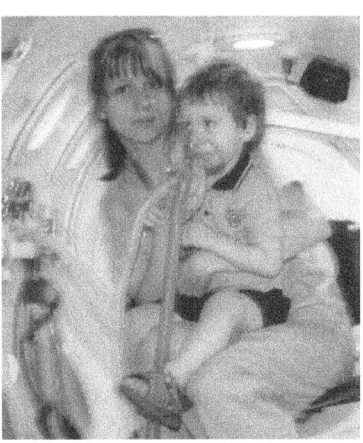

Es difícil convencer a un niño de que no se quite la máscara.

que han recibido 20 sesiones de OHB a 1,75 ATA durante 60 minutos cada una. Se observó mejoría en poder sentarse, gatear y arrodillarse, incorporarse y caminar, correr y saltar.

Estos resultados preliminares justificaron un estudio con inclusión de mayor cantidad de pacientes, que fue realizado por el doctor Jean-Paul Collet y publicado en una de las más prestigiosas revistas, *The Lancet*, en 2001. Los médicos han dividido a los 111 pacientes, también de 3 a 8 años de edad, en 2 grupos: uno recibió 40 sesiones de OHB a 1,7 ATA y el otro aire a 1,3 ATA, que es equivalente a respirar una mezcla de aire con 28% de oxígeno a presión atmosférica normal. Ambos grupos mejoraron funciones motoras, autocontrol, atención auditiva, habla y memoria. Entonces, no se observó mejoría manifiesta con OHB al comparar con el grupo control.

Este estudio puntualiza unas reflexiones importantes. Primero, el grupo control también recibió mayor cantidad de oxígeno que su porcentaje normal en aire. En los últimos tiempos están desarrollándose los protocolos de presiones "bajas" y "extra-bajas", que corresponde a un 28% de oxígeno inhalado por los pacientes del grupo control. Este exceso de oxígeno pudo haber producido un efecto terapéutico.

Segundo: en el grupo principal hubo más complicaciones por parte de los oídos que en el grupo control. Casi la mitad de los niños sufrieron barotrauma de oídos (27 de 57) y sólo un cuarto (15 de 57) en el grupo control. Esta complicación pudiera importar mucho a los resultados del estudio. En el estudio anterior del doctor Montgomery para evitar esta complicación fueron aplicados los tubitos de ventilación transtimpánicos.

El oxígeno hiperbárico se usa para tratar niños con lesiones cerebrales también en otros países. Desde 2001, el doctor Arun Mukherjee, en India, está realizando un estudio controlado de aplicación de OHB en pacientes con autismo y con parálisis cerebral. Para ambas patologías los protocolos incluyen 40 sesiones a 1,75 ATA y 1,5 ATA de 90 minutos de duración con 100% de oxígeno inhalado. El grupo control respira aire a 1,25 ATA. El doctor Mukherjee observó una mejoría de funciones cognitivas en niños tratados con OHB. Esta mejoría es permanente, mientras que la reducción de la espasticidad requiere repetición del tratamiento. Este estudio está en curso.

Otro grupo de médicos de India –Sheila S. Mathai y colegas de Mumbai– reportan mejoría en funciones motoras y en el habla de niños con parálisis cerebral después de 90 sesiones de OHB.

Existen diferentes formas de este mal, un 70-80% de niños presentan espasticidad como síntoma predominante. El doctor José Machado, de San Paulo, Brasil, observó alivio de la espasticidad en 218 pacientes de un total de 230 (94,78%) niños con esta forma de parálisis cerebral.

Se documentó mejoría en la visión, la audición y el habla. La observación de estos pacientes durante 6 meses demostró que la mejoría persiste. Además los padres notaron que sus niños se volvieron "más inteligentes", asimismo fue observada mejoría en la estabilidad de la marcha, en mantener la atención, menor frecuencia de episodios de convulsiones y de bronquitis. La reducción de la espasticidad es uno de los efectos más notables. ¿Es suficiente para justificar la aplicación de esta terapia que representa ciertos gastos? Uno de los neurólogos por excelencia, quien entró en la lista de mejores médicos americanos, el doctor William Landau escribió: *"No hay que pedir perdón por tratar sólo un síntoma y no el origen de la enfermedad: la miseria del estado de estos pacientes no puede dejarlos esperar".*

Los médicos en Rusia también tienen mucha experiencia en tratar pacientes con parálisis cerebral en cámara hiperbárica. El doctor N.G. Kalin, del hospital infantil N. Filatov, de St. Petersburg, no sólo reporta buenos resultados del tratamiento en 25 niños de 2 a 14 años, sino también propone prevenir el desarrollo de PC en el grupo de niños que han tenido algunas complicaciones en el período perinatal, tales como asfixia, aspiración, alteraciones de circulación sanguínea cerebral post-hipóxica realizando la OHB en la edad más temprana, prácticamente en los bebes.

Durante décadas se pensaba que dar oxígeno a los neonatos o bebés prematuros podría producir un trastorno de visión conocido como fibroplasia retrolental. La cámara hiperbárica no tiene este efecto, pero pasaron años hasta que esto fue demostrado.

Conclusión

Los resultados de los estudios clínicos controlados no arrojan evidencia unánime sobre el uso de OHB en la parálisis cerebral. A favor de este tratamiento está el beneficio de OHB en activar las neuronas "perezosas". Otra justificación para tratar a estos niños con OHB se encuentra en la mejoría hallada en estudios por imágenes del cerebro: se observó corrección del flujo sanguíneo en las áreas afectadas.

El uso de OHB en la parálisis cerebral no está en la lista de indicaciones para reintegro del tratamiento por las Obras Sociales y prepagas.

La decisión de tratar a estos pacientes por el momento es asunto de los padres y neurólogos. No se ha encontrado todavía el mejor protocolo para este tratamiento. Quizás la acumulación de datos y su análisis pormenorizado permitirá responder con mayor certeza a la pregunta: ¿tratar o no a estos niños con OHB?

"No hay que pedir perdón por tratar sólo un síntoma y no el origen de la enfermedad: la miseria del estado de estos pacientes no puede dejarlos esperar".

Dr. William Landau.

Contraindicaciones, efectos adversos y complicaciones

Las contraindicaciones de la oxigenoterapia hiperbárica están relacionadas con tres factores: los cambios de presión externa a que se somete el paciente, la alta concentración de oxígeno que respira y el reducido y cerrado espacio de la cámara.

Cambios en la presión externa

Los pacientes con ciertas patologías pulmonares: cavernas, abscesos, quistes aéreos, broncopatía severa, neumonía bilateral, neumotórax o bullas asintomáticas (que se ven como bolsitas llenas de aire en radiografía) pueden presentar problemas. El neumotórax es la acumulación de aire en la cavidad pleural[24] que ocurre si con los cambios de la presión, se rompen estos quistes aéreos o bullas. El neumotórax es una situación que puede presentar peligro de vida. Por ello suele pedírseles a los pacientes una radiografía de tórax antes de iniciar el tratamiento. Aunque si el paciente necesita sesión en cámara hiperbárica por una situación crítica que requiere este tratamiento, el neumotórax puede resolverse por intervenciones especiales.

24. La pleura es una membrana delgada que recubre los pulmones y la parte interna de la caja torácica. La cavidad pleural es un espacio virtual entre estas capas, dentro de la cavidad pleural la presión es levemente negativa.

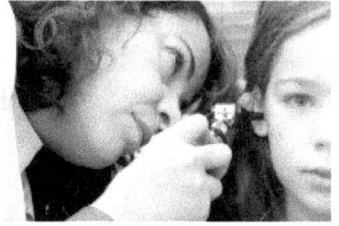
Otro lugar crítico en nuestro cuerpo es el oído medio. Es un espacio lleno de aire y prácticamente cerrado. Si la presión del aire contenido en el oído medio no se equilibra con la presión exterior, el paciente sufre una molestia o dolor por desplazamiento del tímpano que puede llegar a dañarlo (barotrauma). Cuando dentro del oído medio o los senos craneales hay una presión menor que la externa, se produce un vacío relativo adonde se dirigen la linfa o la sangre, causando inflamación. Es de mayor envergadura que lo que ocurre cuando se asciende o desciende en un avión y comparado a lo que se produce al bucear.

Este efecto ocurre sólo durante la compresión o descompresión, en otras palabras, en el inicio y el final de la sesión en cámara hiperbárica. Enseñamos a los pacientes que sencillamente tragando saliva o en seco a medida que cambia la presión, o mediante otras maniobras, se igualan las presiones en el oído medio y el oído externo. Si el paciente tuviera el último tapado por cerumen, pólipos en los senos craneales, anomalías de desarrollo o una congestión por resfrío, también puede ocurrir un barotrauma con dolor y hemorragia. Por esta razón a veces pedimos una consulta previa con un otorrinolaringólogo.

Alta concentración de oxígeno

Se puede respirar durante varios días sin problemas el oxígeno 100% puro, inhalado mientras el cuerpo se encuentra bajo presión atmosférica normal. A dos atmósferas de presión, este mismo gas se puede respirar durante un tiempo no mayor de 24 horas. Cuando la presión supera las 3 atmósferas este tiempo se acorta a pocas horas y, por encima de 5 atmósferas, a pocos minutos. En la medicina hiperbárica se trabaja muy por debajo de estos límites. Si estos se violaran pueden aparecer convulsiones, a las cuales son más propensos los pacientes epilépticos o con una sensibilidad individual particular al oxígeno.

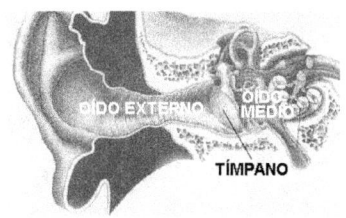

En la cámara hiperbárica hay que equilibrar la presión del oído medio con la del externo.

Espacio reducido y cerrado

Las personas que sufren de claustrofobia no son candidatos para entrar a la cámara. Pero esta gente constituye sólo un 2% de los pacientes en general. Las cámaras multiplaza producen claustrofobia de menor grado que las cámaras monoplaza. También hemos notado que los pacientes en estado crítico no prestan atención a este problema. Recomendada por algunos médicos una leve sedación, según nuestra experiencia, no baja la ansiedad; más vale acompañar al paciente por el mismo médico y hablarle sobre la importancia de este tratamiento.

Todas estas contraindicaciones son relativas. Si el tratamiento puede salvar la vida del paciente, digamos, en una gangrena gaseosa o intoxicación por monóxido de carbono, se pueden corregir las causas que limitan el uso de la oxigenoterapia hiperbárica. Por ejemplo, es posible administrar anticonvulsivantes a un paciente epiléptico, drenar el neumotórax y perforar mínimamente los tímpanos (miringotomía) cuando el paciente, por estar inconsciente, no puede igualar las presiones en el oído.

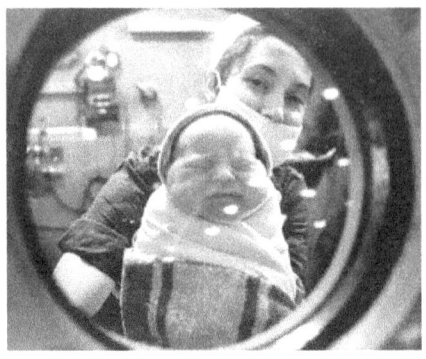

Primer bebé nacido en cámara hiperbárica en el Barocentro de Moscú. Su mamá sufrió un infarto agudo del miocardio a las 36 semanas de embarazo. Ambos se salvaron.
Cortesía del Dr. S.N. Yefuni

Sólo los pacientes cuyas enfermedades están diagnosticadas con precisión deben someterse a tratamiento en cámara hiperbárica. Por ejemplo, la oxigenoterapia hiperbárica está contraindicada cuando hay fiebre alta de origen desconocido. Una vez que se conoce el origen de la fiebre y se justifica la necesidad del tratamiento, se medica al paciente hasta que la fiebre disminuye por debajo de 38°C antes de empezar la sesión de OHB.

No constituyen contraindicaciones

Tumores: no constituyen un impedimento al empleo de la oxigenoterapia hiperbárica, pero cuando son tratados con algunos agentes quimioterapéuticos ésta debe reconsiderarse. Por ejemplo, en caso de recibir bleomicina que aumenta la toxicidad del oxígeno, las sesiones pueden realizarse con un estricto control de algunas funciones pulmonares, más bien, la capacidad vital[25]. Si el paciente recibe doxorubicina o cisplatino, el tratamiento con OHB debe posponerse por un tiempo.

Embarazo: durante mucho tiempo la aplicación de oxigenoterapia hiperbárica estaba absolutamente contraindicada durante el embarazo. Por analogía con el buceo, se pensaba que podría dañar al feto por la formación de

---

25. Capacidad vital: volumen que puede exhalarse después de una inspiración máxima.

burbujas. Hubo miedos respecto de cambios prematuros en la circulación del feto por estar expuesto éste a mayores presiones parciales de oxígeno. Los estudios realizados en la Unión Soviética y la experiencia de aplicación de OHB en todos los períodos del embarazo demostraron ausencia de daño al feto y a la madre.

Marcapasos y cardiodesfibriladores: los dispositivos modernos toleran el aumento de la presión ambiental.

Prótesis metálicas: tampoco traen problemas dentro de una cámara hiperbárica.

Efectos adversos

Algunos pacientes, después de recibir tratamiento en cámara durante 30 o más sesiones, desarrollan una miopía transitoria, que por lo general no tarda en desaparecer. Se ha observado la aparición de cataratas en cristalinos previamente transparentes en algunos pacientes que padecen esclerosis múltiple luego de cientos de sesiones, hecho que no ocurre cuando las sesiones no sobrepasan de 150. Fue sugerido que las cataratas preexistentes maduran más rápido con OHB, pero no está probado.

Complicaciones

- Hipoglucemia. Puede manifestarse en transpiración, debilidad, desorientación y hasta pérdida de la conciencia. Los pacientes diabéticos deben ingerir alimentos 1 hora o 40 minutos antes del tratamiento, ya que los hipoglucemiantes orales y especialmente la insulina se hacen más potentes a medida que el paciente recibe más sesiones.
- Convulsiones. Pueden ocurrir como efecto de una hipoglucemia. El paciente también puede sufrirlas debido

a su estado neurológico. Los pacientes con antecedentes de convulsiones pueden tratarse en cámara hiperbárica siempre y cuando continúen con la medicación habitual en una dosis actualizada.

Conclusión

En la práctica, la oxigenoterapia hiperbárica no posee contraindicaciones absolutas. Son pocos sus efectos adversos y las complicaciones. Sin embargo, los pacientes que reciben tratamiento en cámara hiperbárica necesitan mucha atención en todo momento, pues su estado de salud suele ser delicado.

El médico hiperbarista puede desaconsejar el tratamiento cuando es escasa la probabilidad de mejoría. La continuación o suspensión de la terapia depende de la evolución del paciente. Cualquier decisión debe consultarse con los médicos que indicaron esta terapia.

Oxígeno hiperbárico y anti-aging

Algunos médicos hiperbaristas se niegan a hablar públicamente de las virtudes de la oxigenoterapia hiperbárica para retardar la vejez. Consideran que hacerlo puede poner en duda lo beneficioso de esta terapia para la curación de numerosas enfermedades.

Pero los hechos son tozudos. No son pocos los hiperbaristas que cuando pueden se someten a la oxigenoterapia hiperbárica. Muchos que ya no se encuentran en la flor de la vida refieren que el tratamiento mejora la libido y el rendimiento físico y síquico. Algunos médicos consideran que el tratamiento revitaliza el organismo de las personas mayores. La piel se tonifica y disminuyen la flaccidez y las arrugas.

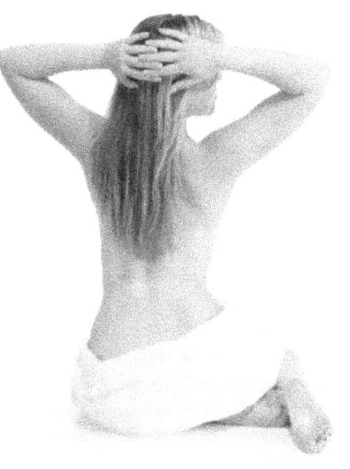

Vale mencionar que en grandes ciudades de la Europa del siglo XIX, como Londres, Bruselas, Viena, Ámsterdam, Berlín y Milán, se hicieron muy populares los baños de aire, que consistían en permanecer durante algún tiempo dentro de cámaras metálicas herméticas con aire comprimido. Mucha gente se hizo adicta porque se sentía mejor, con más energía, al tomar estos "baños".

Con el desarrollo de la medicina hiperbárica los médicos han acumulado observaciones de los efectos benéficos generales que disfrutan los pacientes tratados por enfermedades específicas. Muchos se refieren a un bienestar general: duermen más profundamente y no se cansan tanto como antes. La piel y las uñas aparecen también más brillantes y vitales.

¿Vale la pena tratar a personas saludables, gente que quiere mejorar su bienestar, apariencia, vitalidad y calidad de vida? Personalmente me parece que sí. El asunto es que tanto el envejecimiento natural como el inducido por el estrés o por el sol están asociados con un descenso en los niveles de producción de energía, lo que a su vez depende de falta de oxígeno.

¿Qué pasa en las células con la edad? La función de cada una está codificada. Está programado lo que tiene que hacer. El envejecimiento y las enfermedades se asocian a errores de programación. Por ejemplo, las células del páncreas llamadas "beta" producen insulina. Continuando con el ejemplo, la insulina resulta modificada cuando se programa erróneamente, como si se tratara de una falta ortográfica, por ejemplo, "insulina**a**". Algunos errores permiten conservar el sentido de la palabra o de la frase. Otros lo cambian completamente y la sustancia producida no puede cumplir su función.

Este proceso de producción de errores es continuo y el organismo tiene su maquinaria para enmendarlos. ¿Por qué se producen estos errores? Las culpables parecen ser las sustancias químicamente agresivas que absorbemos del medio ambiente, la radiación ultravioleta y la polución del aire, que inducen la formación de los llamados "radicales libres". El radical libre es un átomo o grupo de átomos más activos por tener un electrón no apareado, pero con capacidad para aparearse. Es como una persona que pasa entre la muchedumbre con un cuchillo en la mano extendida. Puede cortar a cualquiera con quien se cruza. Así recorren nuestro organismo estos radicales, intentando robar un electrón de las moléculas estables con el fin de alcanzar la estabilidad electroquímica. Cuando el radical libre ha conseguido robar el electrón que necesita, la molécula estable que cede el electrón se convierte a su vez en un radical libre por quedar con un electrón menos, iniciándose así una verdadera reacción en cadena que va destruyendo nuestras células. Los radicales libres no son intrínsecamente malos. De hecho, nuestro propio cuerpo los fabrica en cantidades necesarias para luchar contra bacterias y virus. Ellos colaboran en la renovación de las estructuras celulares: degradación de estructuras envejecidas y la síntesis de las nuevas moléculas. Una vez cumplida su función, nuestro propio sistema antioxidante los neutraliza con facilidad. Con este fin, nuestro cuerpo produce unas sustancias especiales. Estas sustancias les prestan a los radicales libres el electrón faltante sin desestabilizar su propio estado. Como la pérdida de un electrón es un proceso de "oxidación" según la nomenclatura química, estas sustancias se llaman "antioxidantes".

Un cálculo del trabajo nocivo de los radicales libres ha dado como resultado un promedio de 104 modificaciones diarias en cada célula. Mientras todo marche bien esto no se

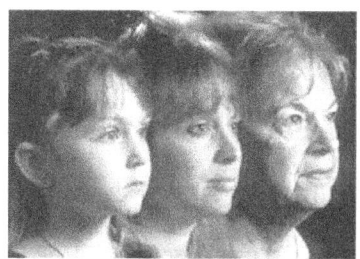

traduce en una enfermedad, porque el organismo tiene una alta capacidad de reparación en la que participan las mismas sustancias antioxidantes. Cuando ya no cumplen con su trabajo como corresponde, es posible que una mínima fracción de estas modificaciones pueda escapar de la reparación. Así comienzan los procesos de crecimiento descontrolado (cáncer) o de envejecimiento. ¿Cómo combatir estos daños? Aumentando la fuerza antioxidante del organismo. Se propone el consumo de antioxidantes tales como el beta caroteno (pro-vitamina A), tocoferol (vitamina E) y ácido ascórbico (vitamina C). Son potentes y los consumimos con los alimentos o en forma de pastillas.

Desde los años 80 empezaron las terapias con estas sustancias protectoras, o antioxidantes, en gran escala, indicándolos a muchos pacientes con enfermedades cardiovasculares, con cáncer y otras patologías muy corrientes, esperando un beneficio. Pero los resultados del consumo masivo de las vitaminas antioxidantes tales como vitamina E, vitamina C y beta-carotenos por los pacientes con enfermedades cardiovasculares fueron decepcionantes, no se observó beneficio alguno y hasta el análisis realizado después de décadas sugiere algunas consecuencias adversas del suplemento de los antioxidantes.

¿Por qué ocurrió esto? Volvemos a los radicales libres. Ellos son parte de nuestra bioquímica normal. Hasta un 5% de todo el oxígeno que entra en la célula se transforma en radicales libres o en especies reactivas de oxígeno (EROs). Ellos se producen no como un producto secundario, sino como un componente "de pleno derecho" que participa en el metabolismo celular. Las especies reactivas de oxígeno resultaron ser aún más importantes de lo que pensábamos. Son imprescindibles: porque transmiten señales. Ellas propagan mensajes de una célula a otra: "dicen" qué hay que hacer, al núcleo de cada célula, y cuáles sustancias debería producir; de esta manera protagonizan los principales procesos de regulación.

Se conocen muchas sustancias en nuestro organismo que para funcionar requieren unos receptores específicos en la membrana celular, como por ejemplo, las hormonas: las catecolaminas, la insulina, y algunas otras. Pero la mayoría de los agentes externos –falta de oxígeno, temperaturas bajas o altas, etc.– no tienen ningún receptor específico. ¿Cómo la célula reconoce estos factores? Por las especies reactivas de oxígeno.

El peróxido de hidrógeno –una de las especies reactivas de oxígeno– es una sustancia no cargada eléctricamente y su molécula es pequeña, por lo que pasa libremente por la membrana celular. Dentro de la célula hay una proteína sensible a la oxidación; sobre la cual actúa el peróxido de hidrógeno. Después la señal se transmite por las rutas bien conocidas, que son comunes para los receptores específicos y no específicos llegando al núcleo. El núcleo con esta información empieza a producir sustancias protectoras, adecuadas para cada caso.

Con una señal oxidante débil se gastan antioxidantes ya disponibles y no se sintetiza nada nuevo.

Con la señal oxidante de magnitud mediana se produce una respuesta sustancial: se gastan antioxidantes ya disponibles y además, por necesidad de protegerse de la oxidación, se sintetizan sustancias protectoras. Y durante unos días la célula posee un leve exceso de la defensa antioxidante. Gracias a esto se logra obtener protección contra otros factores que, a su vez, pueden ser mucho más nocivos. Es una respuesta de entrenamiento. Es una respuesta terapéutica. Así se realiza la respuesta a una leve hipoxia, un nivel de estrés tolerable, frío, calor

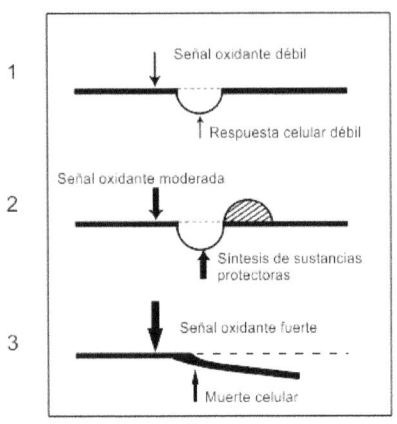

Variantes de la señal oxidante:
1 - débil, 2 – moderada, 3 - fuerte.
Modificado con el permiso
de T.G. Sazontova, 2006.

y otras situaciones en las cuales el organismo puede sobrevivir. Pero cuando actúa una señal oxidante extraordinariamente potente, se activan los radicales libres en tanta cantidad que los sistemas antioxidantes de la célula no pueden dominarla y se agota la protección contra la oxidación. Probablemente, es el caso cuando se necesitan antioxidantes exógenos. O la célula puede morir.

Entonces, uno de los mecanismos universales de la defensa de la célula es la síntesis de los antioxidantes. En el entrenamiento con los radicales libres de moderada intensidad la célula se satura con las moléculas de protección contra diferentes factores dañinos. Más protectores, mayor posibilidad de sobrevida.

Es lógico que tienen mayor importancia los antioxidantes endógenos, que produjo la misma célula y no los antioxidantes consumidos como suplementos alimentarios. Los antioxidantes tomados en pastillas bloquean la transcripción de los factores que activan el aparato genético de la célula. Ahora se hace claro por qué fracasaron los esfuerzos de tratar las enfermedades cardiovasculares con los antioxidantes exógenos, miles de pastillas consumidas no llevaron a la disminución de la mortalidad y morbilidad cardiovascular.[26] Y para algunos tipos

---

26. BMJ. 2013; 346: f10.

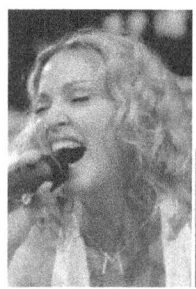 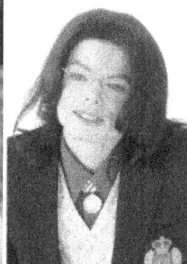 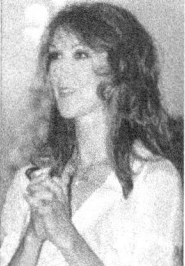 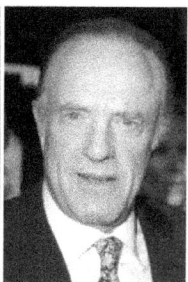

de cáncer en el grupo de personas de alto riesgo no se observaron efectos protectores al tomar las vitaminas E y A.[27]

Entonces, la cámara hiperbárica ofrece otra opción: estimula la generación de antioxidantes propios, unas sustancias específicas, diferentes de las vitaminas. El fenómeno se observa en los pacientes sometidos a este tratamiento. A diferencia de los antioxidantes consumidos por boca, estos aparecen directamente en el lugar donde se necesitan, en cantidades necesarias y no bloquean las rutas de transmisión de señales.

Madonna y Celine Dion son conocidas en todo el mundo. Tienen un aspecto juvenil y aparentan estar fuera del desgaste ocasionado por el tiempo. Madonna reveló a una revista alemana el secreto de su eterna imagen juvenil: se mete habitualmente en una cámara hiperbárica para estar siempre resplandeciente. Celine Dion y el actor James Caan están convencidos de que las sesiones de oxígeno en cámara hiperbárica mejoran el sueño, la concentración y la vitalidad. Se ha filtrado que Fidel Castro recibe sesiones de cámara hiperbárica periódicamente en el hospital CIMEQ de La Habana.

Todavía recordamos a Michael Jackson, cuya foto de 1986 en la revista *National Enquirer* se hizo famosa. En

---

27. JAMA 2003;290:476-485

esta foto Michael Jackson dormía en una cámara hiperbárica supuestamente para vivir 150 años. En realidad él fue tratado en el Centro Médico Brotman en Culver City, California, por quemaduras de su cuero cabelludo recibidas durante las filmaciones de comercial de *Pepsi*. Dicen que le gustó el estado en que se encontraba después de recibir sesiones de oxígeno hiperbárico, hasta que él pensaba comprarse una. Pero su mánager lo desestimulo de esta idea. Michael Jackson donó esta cámara para el hospital y además equipó un Centro de Quemados de su nombre: Michael Jackson Burn Center. Esta historia no quita méritos a la cámara hiperbárica, pero los otorga a Michael Jackson.

Un efecto de vital importancia logrado en el campo de la oxigenoterapia hiperbárica consiste en la "magia" de ayudarnos a permanecer mentalmente alertas, a parecer y sentirnos más jóvenes y ágiles, y a retrasar la vejez y la senectud.

De vez en cuando nos consultan "pacientes" a los que mejor debemos llamar "clientes", por no tener una patología establecida. Generalmente ocupan altos cargos, trabajan mucho en un ambiente de estrés, y quieren mejorar su rendimiento, ánimo y potencia física. Y lo logran con sesiones en cámara hiperbárica. Hay millones de personas discapacitadas mental y físicamente por la vejez. La proporción de ancianos en los países desarrollados crece cada año. Cualquier tratamiento que les permita prolongar su capacidad de participación en una vida normal, lo que ahora se llama "calidad de vida", es muy importante.

¿Cuánto duran los resultados? Mucho más que cualquier tratamiento de belleza. Generalmente entre seis y nueve meses, después de los cuales haría falta someterse de nuevo a esta terapia.

Julio Verne dio un final rápido a *La Fantasía del doctor Ox*. Si la hubiera prolongado en el tiempo nos hubiéramos enterado de cómo rejuvenecieron las personas mayores en Quiquendone.

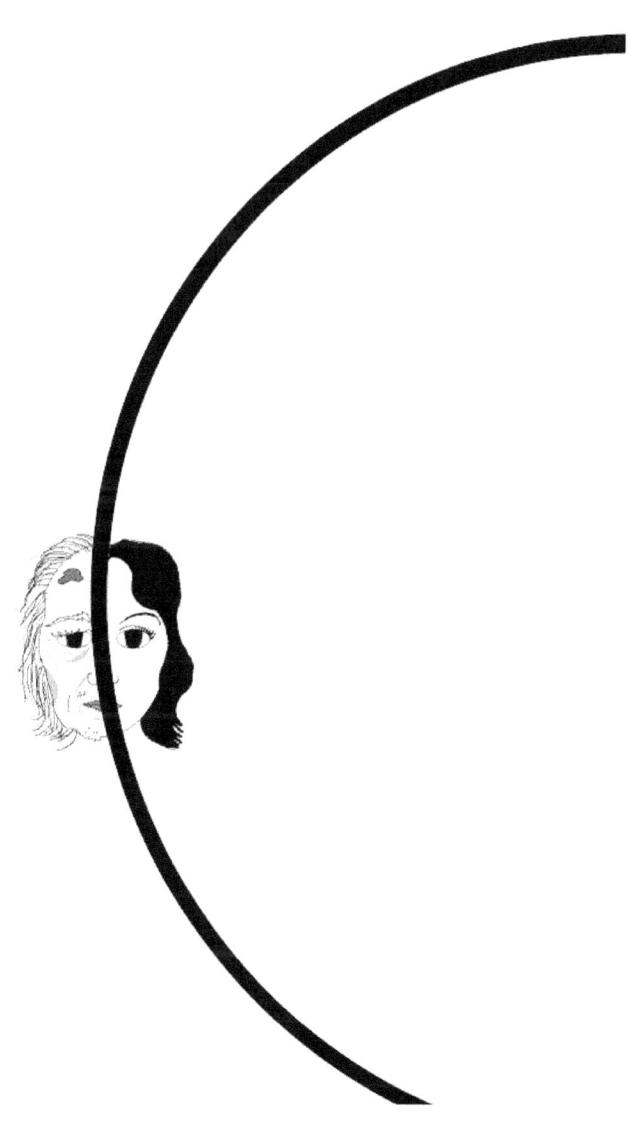

Más de cien años salvando buzos

Cuando Sebastián terminó un buceo que le parecía ser completamente normal, una vez en la superficie, empezó a sentir dolor de cabeza, náuseas, después vomitó...
   Siendo un hombre joven y sano, no prestó ninguna atención a estos síntomas.
   Volvió a Buenos Aires, a su trabajo. Pero al dolor de cabeza se sumaron dolores en la espalda, en la nuca, hormigueo y en una semana apareció en nuestro consultorio.
   Preguntamos por los detalles de su buceo, armamos su perfil de buceo y allí se descubrió que no fue un buceo completamente normal: por estar en el sur de Argentina, aguas frías, Sebastián usó un traje seco y tuvo problemas con la válvula que regula la entrada de aire de los tanques al traje. Esto lo hizo subir y bajar varias veces desde la profundidad de 15 metros a 9 metros. Él pensó que sus náuseas y vómitos ocurrieron por mareo, pero resultaron ser síntomas de la enfermedad por descompresión, que no perdona ninguna imprudencia, por más banal que sea. Bien, lo hemos tratado en cámara hiperbárica: mejor tarde que nunca.

¿Por qué le paso esto a Sebastián?

Vivimos en un ambiente con presión de aire de 1 atmósfera y estamos en perfecta armonía con esta presión. Los cambios de la presión

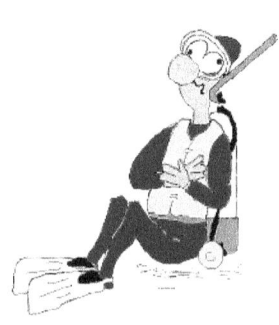

Cortesía de Aberdeen Hyperbaric Medicine Unit.

atmosférica llevan a la necesidad de adaptación a estas variaciones.

El buceo es una de las actividades vinculadas con los cambios manifiestos de la presión, otra es el trabajo en los recintos a presión (trabajo en *caisson* o cajón, vea página 14). También están expuestos a los cambios de la presión los aviadores y los astronautas.

Cuando el buzo baja a la profundidad en el agua, ésta ejerce presión sobre el buzo. Ocurre la compresión, y por las leyes de física aumenta la presión de aire en los pulmones y sus unidades más pequeñas, los alvéolos. El gas se difunde del alvéolo a la sangre, de la sangre a los tejidos: músculos, huesos, piel, cerebro, otros órganos, donde se absorbe y disuelve en todo el organismo hasta llegar a la misma presión aumentada que rodea al buzo. El aire está compuesto principalmente por nitrógeno y oxígeno. El oxígeno se consume por el organismo, mientras que el nitrógeno no. Este último es un gas inerte, que significa que no entra en reacciones químicas, los tejidos del organismo lo captan y acumulan.

Durante el regreso del buzo a la superficie la presión que rodea al buzo, disminuye. Ahora la presión es más alta en los tejidos y más baja en la sangre. Entonces ocurre lo contrario: el gas va de los tejidos hacia la sangre, de la sangre a los pulmones y de los pulmones al exterior con el aire exhalado, siempre de mayor presión a menor presión.

El hombre soporta mejor los aumentos de la presión que las disminuciones. La bajada es siempre más rápida que el ascenso. La cantidad de nitrógeno absorbido directamente depende de la profundidad[28] (con mayor profundidad hay

---

[28]. A nivel del mar hay una atmósfera de presión (1 atm.), y por cada diez metros de profundidad en el agua la presión aumenta una atmósfera. Por ejemplo, a 30 metros de profundidad corresponde 4 atm.

más nitrógeno en el organismo) y asimismo del tiempo de buceo, de la temperatura del agua y del ejercicio físico.

Si la descompresión es brusca, el gas pasa de disuelto a gaseoso y se forman burbujas que dañan los tejidos y obstruyen los vasos sanguíneos. Es como en una botella de *Coca-Cola*: cuando hay presión dentro del envase, no vemos las burbujas, el gas se encuentra en el estado soluble, cuando la abrimos, la presión dentro del envase baja bruscamente y aparecen las burbujas de gas. Para el organismo humano el cambio brusco de presión puede ser dañino. Esta condición se llama accidente disbárico.

El accidente disbárico puede ocurrir siempre y cuando la velocidad de descompresión exceda la capacidad del tejido de liberarse de los gases mediante simple difusión, y es suficiente para causar alteraciones patológicas. Estas últimas son variadas: puede producirse un barotrauma de oídos, neumotórax[29], neumomediastino[30], aeroembolismo[31], o enfermedad por descompresión. Los accidentes disbáricos generalmente son casos raros, pero cuando se producen pueden ser muy graves.

Barotrauma de oídos: ocurre si el buzo no fue instruido para igualar la presión en el oído medio con la ambiental (vea página 136).

Barotrauma pulmonar: se produce durante el ascenso rápido después de respirar aire comprimido en la profundidad. Si por alguna razón se retiene el aire en los pulmones, su volumen se expande por la ley de Boyle[32]

---

29. Neumotórax es la presencia de aire en el espacio interpleural.
30. Neumomediastino es la entrada de aire en el mediastino, el compartimento anatómico situado en el centro del tórax, entre los pulmones derecho e izquierdo, por detrás del esternón.
31. Aeroembolismo es la irrupción de aire en el torrente circulatorio.
32. Ley de Boyle: establece que la presión de un gas en un recipiente cerrado es inversamente proporcional al volumen del recipiente, cuando la temperatura es constante. Si la presión disminuye el volumen aumenta.

durante el ascenso, lo que lleva a la ruptura de los alvéolos. Si este aire se escapa a la cavidad pleural, esta patología se llama **neumotórax**. También puede estar afectado el espacio entre los dos pulmones que alberga el corazón con los grandes vasos — mediastino—. Esta condición se llama **neumomediastino**. Los dos pueden ser críticos y llevar a desenlace fatal.

> La enfermedad por descompredsión y el embolismo aéreo son dos patologías donde la OHB es la terapia de elección y principal a diferencia de todas las demás indicaciones donde la OHB queda como una terapéutica coadyuvante.

Los buzos con patología pulmonar (antecedentes de cirugía pulmonar, bullas enfisematosas o espasmo de las vías aéreas por asma) tienen mayor riesgo de esa complicación. Tumores pulmonares, bronquitis crónica, enfermedad pulmonar obstructiva crónica, antecedentes de neumotórax espontáneo, aspiración de agua y espasmo laríngeo son otras causas que predisponen al barotrauma de pulmón en el buceo.

El barotrauma pulmonar puede ocurrir en heridas de tórax, y puede ser iatrogénico: ocurre en broncoscopía, ventilación mecánica, inserción de un drenaje intercostal o biopsia pulmonar.

Aeroembolismo arterial

Con la ruptura de los alvéolos, el aire entra explosivamente en el torrente sanguíneo pulmonar y es llevado al lado izquierdo del corazón, de donde es bombeado a la circulación arterial. Los resultados del embolismo aéreo arterial pueden ser catastróficos. En la siguiente tabla enumeramos los síntomas del embolismo aéreo:

Cerebro	Corazón	Articulaciones y otros órganos	Músculo
Debilidad. Parálisis. Afasia.[33] Convulsiones. Pérdida de conciencia.	Colapso. Arritmias. Óbito[34].	Alteraciones funcionales tardías. Dolor.	Dolor. Edema. Parestesias. Disfunción.

El embolismo arterial gaseoso fue una causa de muerte en un 14% y un 29% directa e indirecta respectivamente en casi mil fatalidades ocurridas entre 1992 y 2003 en buzos SCUBA[34,35]. Aunque el embolismo aéreo sucede rara vez, es una complicación muy seria del buceo.

Embolismo venoso

Generalmente, las burbujas de nitrógeno que entran de los tejidos a la sangre venosa están atrapadas en los pulmones y no se manifiestan con síntomas. Pero el volumen grande de burbujas en el sistema venoso puede sobrepasar la capacidad pulmonar de atraparlas, permitiendo a las burbujas entrar en el torrente arterial. Aparece disnea, tos y edema pulmonar.

Además, las burbujas traídas desde los tejidos con la sangre venosa pueden penetrar directamente a la parte izquierda del corazón si el buzo tiene permeable el foramen ovale: es un orificio entre las cavidades del corazón que es necesario en la circulación fetal y se cierra después del nacimiento en la mayoría de las personas.

---

33. Afasia es la pérdida de capacidad de producir o comprender el lenguaje, debido a lesiones en áreas cerebrales especializadas en estas funciones
34. SCUBA - *Self-Contained Underwater Breathing Apparatus* en inglés, o equipo de respiración subacuática autónoma.
35. http://www.davidconcannon.com/publications/scubadivingfatalities.html

Además de buceo, el embolismo aéreo venoso así como el arterial puede ser iatrogénico. Están descritos casos de inyecciones accidentales intravenosas de aire, accidentes en los *by-pass* cardiopulmonares, en hemodiálisis, en la colocación o retiro de un catéter venoso central, endoscopía gastrointestinal, irrigación con agua oxigenada, artroscopía, punción hepática, algunos otros procedimientos quirúrgicos y sexo orogenital durante el embarazo.

Diagnóstico

Las manifestaciones clínicas del embolismo aéreo arterial incluyen pérdida de conciencia, confusión, trastornos neurológicos focales, arritmias cardíacas o isquemia. El embolismo venoso se manifiesta en hipotensión, taquipnea[36], hipocapnia[37], edema pulmonar o paro cardíaco.

Tratamiento

Los primeros auxilios incluyen soporte de respiración y circulación, y detención de hemorragias si las hay. Se recomienda oxígeno adicional, no solo para mantener la oxigenación arterial, sino para facilitar la reabsorción de las burbujas, reemplazando el gas inerte (casi siempre nitrógeno) por oxígeno que se consume en el organismo.

Efecto de la oxigenoterapia hiperbárica (OHB) en el embolismo aéreo

El tratamiento del embolismo aéreo con la OHB es fundamental e incluye los siguientes mecanismos:

- Inmediatamente reduce el tamaño de la burbuja de acuerdo con la ley de Boyle.

---
36. Taquipnea consiste en un aumento de la frecuencia respiratoria.
37. Hipocapnia es disminución de dióxido de carbono (CO_2) disuelto en el plasma sanguíneo. Puede producir la disminución del ritmo respiratorio o incluso la detención de la respiración.

- Mejora la oxigenación de los tejidos que sufrían hipoxia o falta de oxígeno en las áreas en las cuales la circulación fue bloqueada por las burbujas.
- Disminuye el edema cerebral.
- Mejora el estado del endotelio, este magnífico revestimiento interno de vasos sanguíneos.
- Disminuye la agregación plaquetaria y recupera la cascada de la coagulación.
- El oxígeno reemplaza al gas dentro de la burbuja y es consumido metabólicamente.

La OHB queda como el tratamiento de elección para el embolismo aéreo

El buzo accidentado con embolismo aéreo debe recibir tratamiento en cámara hiperbárica lo antes posible.

En los pacientes con embolismo aéreo arterial producido por barotrauma de pulmón puede observarse un neumotórax, lo que requiere la inserción de un drenaje antes de iniciar OHB en cámara monoplaza. Este drenaje está destinado a evacuar el aire de la cavidad pleural.

Por atenderse el paciente en una cámara multiplaza, el equipo que acompaña al paciente en cámara debe estar preparado para resolver el neumotórax durante la sesión de OHB. El neumomediastino no requiere ninguna terapia específica, porque se resuelve durante la sesión de OHB espontáneamente.

La cantidad de sesiones de OHB está determinada por la evolución del paciente: se realizan tantas sesiones como sean necesarias a medida que el paciente demuestra evolución favorable. Se debe continuar el tratamiento hasta que el examen clínico muestre que ya no se obtiene mejoría con el tratamiento OHB. Generalmente se realizan

1-2 sesiones, en muy raras ocasiones se requieren hasta 5–10 sesiones.

Protocolos del tratamiento

La recompresión inmediata hasta 6 ATA (165 pies) fue recomendada en el pasado. Pero actualmente no existe evidencia de que la presión superior a 2,8 ATA (18 m o 60 pies) presente alguna ventaja. Se recomienda la tabla 6 de la Marina de los EE.UU. o su equivalente. Se respira oxígeno con intervalos de aire.

Si la evolución clínica no es muy buena, se puede recomendar mayor recompresión (tabla 6A) o extensión del tratamiento acorde a la experiencia del personal y recursos disponibles. La tabla 6A de la Marina estadounidense permite una rápida compresión a 165 pies, ó 50 metros con aire (la velocidad de descenso debe ser lo más rápida posible para reducir el volumen de gas atrapado) con posterior respiración de oxígeno a los 60 pies y a los 30 pies. En caso de evolución tórpida la tabla 6A puede ser extendida de la siguiente manera:

a. 25 min a 60 pies (20 min de oxígeno y 5 min de aire).
b. 75 min a 30 pies (15 min de aire y 60 min de oxígeno).
c. 25 min a 60 pies (según "a") y 75 min a 30 pies (según "b").

Como terapia coadyuvante se recomienda el uso de la hidratación parenteral y lidocaína.

El auxiliar que acompaña al paciente en cámara respira aire durante todo el tratamiento. También debe respirar oxígeno durante los últimos 30 min y durante el ascenso a la superficie.

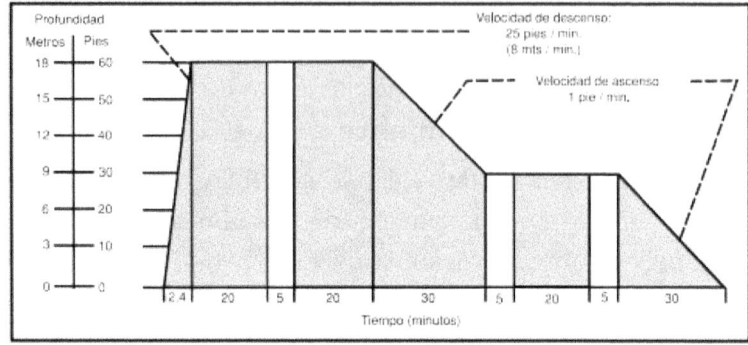

Tabla 5. El tiempo de oxígeno está marcado en gris, el de aire en blanco.

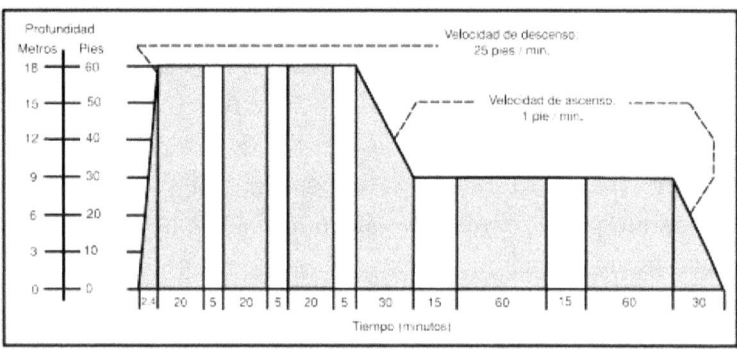

Tabla 6. El tiempo de oxígeno está marcado en gris, el de aire en blanco.

Embolia gaseosa y la medicina basada en la evidencia

No existe otro método tan eficaz como la OHB para la embolia gaseosa. La OHB fue aplicada durante muchos años con gran éxito y seguridad. *En todas las otras patologías donde se aplica la OHB este tratamiento se considera coadyuvante, mientras que en la embolia gaseosa y la enfermedad por descompresión, el tratamiento con OHB es la terapéutica principal.*

Enfermedad por descompresión (ED)

Los factores que influyen en la aparición de la enfermedad por descompresión, además de diferentes velocidades de ascenso e inmersiones sucesivas, son la edad, el sexo, la obesidad, la deshidratación, ingesta previa de alcohol, frío, y esfuerzo físico extenuante. Los aspectos sicológicos, hora del día, estación del año, etc. tienen su influencia sobre la incidencia de ED.

Hemos tratado a un buzo pescador que después de bucear a 20 metros cargaba su "cosecha" al camión, y después de este trabajo empezó a sentirse mal.

Entre los factores más estudiados está la obesidad, porque los gases inertes (nitrógeno particularmente) tienen mayor solubilidad en los lípidos (en el tejido graso). Como las mujeres tienen mayor proporción de grasa corporal, están más expuestas a ED. Se observa un aumento de la ED con la edad, sobre todo a partir de los 45 años.

La incidencia de ED en la Marina de los EE.UU. se estima en 17 casos por cada 1000 buceos. En España, en la Armada, en los años 1957-85, la frecuencia de accidentes disbáricos oscilaba entre 0,9-7,0% y la muerte ocurría en un 0,6-1,0%. Según datos de Suecia,

> **DAN** es acrónimo de Divers Alert Network, una organización sin fines de lucro, cuya misión es la ayuda a los buzos deportivos con un sistema de atención telefónica de accidentes de buceo disponible las 24 horas para todos los buzos, sean miembros de DAN o no.
>
> Para la América Latina la línea telefónica de DAN es:
>
> **+1-919-684-9111**
>
> que presta información en español y en portugués.

la incidencia de ED entre los instructores de buceo deportivo es de 1,52 casos por 1.000 inmersiones entre los hombres y 1,27 casos para 1.000 inmersiones entre las mujeres. Los buzos con menor cantidad de horas de buceo, además de aquellos que no practican la parada de descompresión, tenían mayor incidencia de ED, mientras que la edad, el sexo y la obesidad no demostraron influencia sobre este índice.

El tiempo de presentación de las manifestaciones clínicas

El período de latencia entre la llegada del buzo a la superficie y la aparición de los síntomas es menor de 1 hora en un 70% de los casos, antes de transcurrir las 6 hs. aparecen un 85% de los casos de ED y después de las 24 hs., se registra solamente el 1% de los casos. Las manifestaciones de la ED también pueden aparecer durante los últimos metros de ascenso.

Clasificación de la ED

La ED se divide en:

- ED tipo I (leve): dolor articular, prurito. Manchas en la piel.
- ED tipo II (grave): sintomatología neurológica (central y periférica). ED pulmonar con episodios de disnea ("chokes"). ED de oído interno y otros.
- ED crónica: osteonecrosis[38] disbárica y otros.

Además, la ED puede presentarse acompañada de un barotrauma pulmonar que lleva al embolismo aéreo.

---

38. Osteonecrosis es la muerte del tejido óseo.

Fisiopatología

Las burbujas que se encuentran en los tejidos son la causa principal de la enfermedad por descompresión. Una vez formadas, las burbujas tienden a eliminarse por el sistema venoso a los pulmones. En los pulmones la mayor parte de las burbujas son eliminadas, pero cuando la embolización es masiva y sobrepasa la capacidad de los pulmones para "filtrar" las burbujas, aparecen signos pulmonares, o neurológicos, al pasar las burbujas a las arterias cerebrales y de la médula espinal.

Las burbujas de gas provocan los siguientes efectos:

- **Mecánico:** obstrucción de los vasos, disrupción de tejidos, compresión de los troncos nerviosos.
- **Bioquímico:**
  - En la sangre se produce una reacción en la superficie de las burbujas que afecta las proteínas plasmáticas.
  - Se liberan activadores de coagulación de la sangre.
  - Diversos factores de coagulación provocan el síndrome de coagulación intravascular diseminada.
- Por los efectos **mecánico y bioquímico** de las burbujas queda afectado el endotelio –el revestimiento interno de los vasos sanguíneos– produciéndose el pasaje de los glóbulos blancos por la pared vascular a los tejidos creando allí los focos de lesiones.
- **Alteración** de la barrera hemato-encefálica,[39] causando edema cerebral.

---

39. La barrera hemato-encefálica es una barrera entre los vasos sanguíneos y el sistema nervioso central. La barrera impide que muchas sustancias tóxicas la atraviesen, al tiempo que permite el pasaje de nutrientes y oxígeno.

Enfermedad por descompresión tipo I (leve)

El único síntoma es el dolor en las articulaciones, huesos o músculos. El dolor es agudo: superficial o profundo, o es solamente una molestia. Este síntoma tiene el nombre *"bends"* –de la palabra inglesa *"bent"*="doblarse, encorvarse", que fue aplicado por los cambios en la marcha de buzos afectados que buscan posiciones menos dolorosas–. Las articulaciones más afectadas son: hombro, rodilla, codo, cadera, muñeca y tobillo. La aparición de dolor puede ser brusca o gradual, de diferente intensidad y va comúnmente precedido del deseo de mover el miembro afectado. Los reflejos y el tono motor son normales, pero puede presentarse incapacidad funcional por dolor.

El prurito es una manifestación cutánea, afecta a tórax, antebrazos, muñecas, nariz y dedos, a veces acompañada por la formación de "piel de naranja" por la presencia de burbujas dentro de la piel. No requiere tratamiento, pero debe observarse detalladamente, por ser el primer signo después del cual pueden aparecer otros más graves.

Las manchas en la piel pueden ser signos de mayor gravedad. La piel marmórea es la manifestación de burbujas circulantes y ED sistémica.

Enfermedad por descompresión tipo II (grave)

Las formas neurológicas son más comunes en la ED grave. Las burbujas causan disminución de la circulación e hipoxia tisular. La afección de la médula espinal se presenta en un 78% de los casos de ED grave. Los síntomas más comunes son: parálisis o paresias, falta de sensibilidad en extremidades, vértigo, trastornos visuales, pérdida de conciencia, falta de control de esfínteres, cefaleas, etc.

La clínica neurológica se puede parecer a la de los accidentes cerebro-vasculares y son frecuentes las secuelas en forma de alteraciones mentales permanentes que deben valorarse por un especialista. Además de signos focales pueden observarse hemiparesias[40], colapso y pérdida de conciencia por presencia masiva de burbujas en el cerebro.

Todas las formas neurológicas requieren tratamiento de recompresión y farmacológico urgente.

Las formas cardiopulmonares se manifiestan por dolor retroesternal, dificultad respiratoria, tos y colapso. Se deben a una acumulación de las burbujas de gas en el lecho pulmonar y requieren un tratamiento de recompresión urgente.

Se observan otras formas, como por ejemplo trastornos gastrointestinales: anorexia, náuseas, vómitos, dolores abdominales y diarrea, que pueden estar asociados a signos y síntomas neurológicos.

Diagnóstico de ED

Los estudios de laboratorio, radiológicos u otros estudios por imágenes requieren tiempo adicional y deben considerarse para los casos muy especiales, porque postergan la recompresión que en muchos casos salva la vida y previene secuelas neurológicas.

Tratamiento

Cuando ya se formaron las burbujas, el tratamiento es volver a comprimir al paciente hasta que el gas se torne otra vez soluble en sangre.

---

40. Es debilidad de un lado del cuerpo, normalmente producida por una falta de oxígeno en el cerebro. Técnicamente la hemiparesia es una disminución del movimiento sin llegar a la parálisis. Es un grado menor que la hemiplejia, que produce parálisis total.

La ED y el embolismo aéreo son dos patologías donde la OHB es la terapia de elección y principal a diferencia de todas otras indicaciones donde la OHB es una terapéutica coadyuvante.

Los efectos de la OHB en la enfermedad por descompresión son los mismos que en el embolismo gaseoso (vea página 155).

La importancia de acompañar la recompresión con oxígeno está demostrada en muchos estudios y en la práctica cotidiana del tratamiento de la ED. Están descritos protocolos diferentes en cuanto a presión, tiempo, presiones parciales de oxígeno y otros gases que se aplican en diferentes momentos. Aunque no existen estudios clínicos aleatorios que justifiquen la aplicación de un cierto protocolo, los principios de tratamiento son:

a. Iniciar el tratamiento lo más temprano posible, porque los mejores resultados con resolución completa de síntomas y signos se obtienen solamente en la aplicación precoz de la OHB.
b. Puede utilizarse una cámara monoplaza si no se halla disponible una cámara multiplaza. Las cámaras monoplaza anteriormente no fueron destinadas al tratamiento de ED y no estaban equipadas para realizar los intervalos con aire para prevenir la toxicidad por oxígeno. Fueron diseñadas tablas especiales para cámaras monoplaza, con los períodos de tratamiento un poco más cortos que en cámaras multiplaza, el uso de las cuales, según la evidencia retrospectiva, es tan efectivo como el de las cámaras multiplaza para el tratamiento de los pacientes con la ED leve o moderada.
c. Actualmente muchas cámaras monoplaza en los EE.UU. están equipadas con máscaras conectadas

con un tubo de aire comprimido fuera de la cámara, que permiten respirar aire y cumplir con las tablas arriba mencionadas.
d. En cámaras monoplaza no se puede valorar la mejoría neurológica y no se puede tratar complicaciones como la aparición de neumotórax.
e. Para la mayoría de los casos de ED el tratamiento no debe exceder las 2,8 ATA.
f. El uso de protocolos especiales debe realizarse solamente en los centros de medicina hiperbárica y subacuática que están equipados con todos los elementos necesarios para estos protocolos y donde el personal tiene preparación especial y experiencia.
g. La omisión del tratamiento OHB está asociada a secuelas neurológicas permanentes y otras complicaciones, por eso cada paciente debe tratarse con la terapia de recompresión "mejor tarde que nunca". El tiempo máximo para iniciar el tratamiento después del evento no está establecido.

Protocolos de tratamiento

En la mayoría de los casos se utiliza la tabla 5 de la Marina Estadounidense para la enfermedad por descompresión leve (*bends* o dolores solamente) y la tabla 6 para la enfermedad por descompresión grave y síntomas leves que no alivian antes de los 10 min a 60 pies. Los protocolos pueden modificarse en caso necesario.

Existen también las tablas de aire, pero su uso debe limitarse solamente a casos en los que no está disponible el oxígeno, por todos los efectos favorables que fueron mencionados.

La mayoría de los accidentados necesita una sesión de la OHB, aunque en algunos casos se realizan más sesiones tratando de llegar a una resolución completa o hasta no presentar el paciente más mejoría. Muy pequeña cantidad de pacientes necesitará más de 15-20 sesiones durante las cuales continúan una evolución favorable. El análisis de 3000 casos de ED demostró la eficacia de 5-10 sesiones de la OHB para la mayoría de los pacientes[41]. En el grupo de 414 buzos deportivos que sufrieron ED, el promedio de las sesiones fue 2 y solamente un 6% de los pacientes necesitó más de 5 sesiones según el reporte DAN de 2003. La administración de oxígeno normobárico a 100% está recomendada como los primeros auxilios en el lugar del evento. La OHB queda como el tratamiento de elección para todos los casos.

El buceo y exposición a la altura

El buceo en altura (en lagos de montañas) tiene mayores riesgos y procedimientos especiales.

Después del buceo estándar sin complicaciones se recomienda no volar en avión durante las 24 horas siguientes. Cuando se trata de transportar un buzo accidentado, hay que tener en cuenta que en la cabina de la aeronave la presión atmosférica es generalmente inferior que la del nivel del mar, lo que podría producir un empeoramiento del cuadro clínico de la víctima. Por eso se recomienda el traslado del afectado en helicóptero que vuele a una altura no mayor de 300 m, o en avión con cabina presurizada.

La OHB en la enfermedad por descompresión y la medicina basada en la evidencia

Pese a la ausencia de los estudios prospectivos clínicos controlados aleatorios el oxígeno hiperbárico es el trata-

---
41.Vann RD, Bute BP, Uguccioni DH, et al. 1996

miento no discutible y seguro en estos casos. No existe otro tratamiento que pueda reemplazarlo. Todos los otros métodos son coadyuvantes a la recompresión en cámara hiperbárica.

Cuando termina una inmersión y una vez en la superficie, empieza un malestar: hormigueo en un brazo, dolor de cabeza, pérdida de sensibilidad en las piernas... **¿Cómo actuar?**

1. Colocar al accidentado en posición acostado.
2. Quitarle la ropa o equipo que le pueda oprimir partes del cuerpo y abrigarlo si es necesario.
3. Asegurar el soporte vital básico. (Vea página 168 y 169).
4. Realizar un examen neurológico (Vea página 170).
5. Si está consciente y orientado, administrar una aspirina (100 mg de ácido acetilsalicilico), con mucha agua o bebidas isotónicas.
6. Administrar oxígeno 100% normobárico.
7. Si pierde la conciencia colocarlo en posición lateral de seguridad.
8. Asegurar la permeabilidad de la vía aérea.
9. Controlar signos vitales.
10. Trasladar a un hospital o centro de salud.
    Si este centro no tiene capacidad de atención al buzo lesionado, pedir un traslado a un centro especializado que posea una cámara hiperbárica:
    • en helicóptero que vuele a una altura no mayor de 300 m, o
    • en un avión sanitario con cabina presurizada, o
    • en ambulancia (unidad de cuidados críticos),
    • ponerse en contacto con personal de la cámara durante el traslado.

Soporte vital básico: ABCDE

Las técnicas del soporte vital básico fueron denominadas por las primeras letras del alfabeto - ABCDE - para facilitar el aprendizaje.

Son las siglas en inglés para la secuencia de acciones de resucitación a pacientes críticos: *air, breathing, circulation, disabilityy exposure*. Las primeras dos letras, "A" y "B" fueron ideadas en la década de 1950 por el médico austriaco Peter Safar, donde "A" denota "revisar la vía aérea" (*air*) y "B" comenzar la respiración boca a boca (*breathing*). Después se agregó la "C" para "control de circulación". "D" proviene de la palabra *disability*, que supone la revisión del estado de conciencia y alerta del paciente, si responde o no al lenguaje hablado y a estímulos dolorosos."E" deriva de *exposure*, que indica buscar alguna pista que explique el estado del paciente: si padeció trauma, hemorragia, si tiene marcas de inyecciones u otras condiciones.

Para seguir esta técnica mnemónica en idioma español se utilizan las siguientes palabras:

A. apertura de vía aérea - asegurar la permeabilidad de la vía aérea;
B. ventilación - observar, escuchar y sentir la respiración de la víctima;
C. circulación - buscar el pulso, revisar el relleno capilar y en caso necesario hacer la resucitación cardiopulmonar - RCP;
D. discapacidad,
E. exposición.

Actualmente la secuencia experimentó modificaciones - lo primero que se realiza es

D. evaluación si el paciente esta alerta, si responde a palabras, a dolor o no responde a ningún estímulo, porque de su estado dependen las técnicas que se le aplican.
E. en el buceo tiene mucha importancia la exposición previa al frío, por lo que se abriga al buzo para evitar la hipotermia.

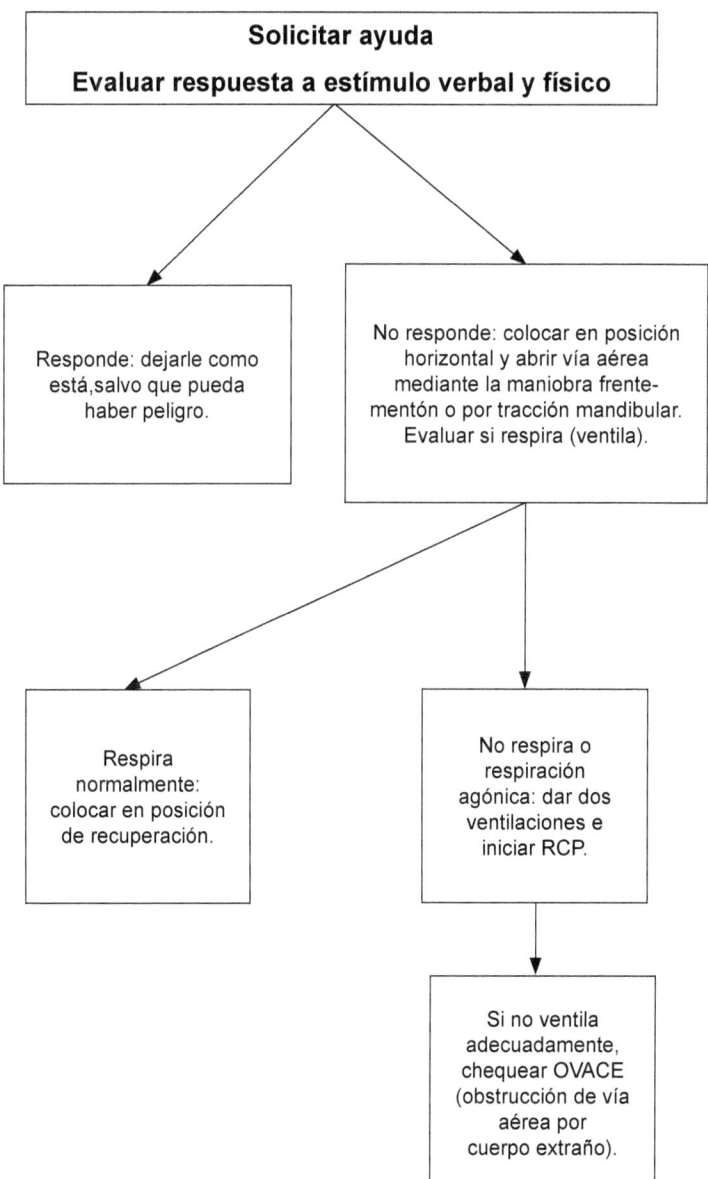

Examen neurológico inicial en el sitio de buceo

Función mental	Nervios craneales	Función motora: fuerza y simetría	Función sensorial	Balance y coordinación
Conciencia	Visión	Miembros superiores: Deltoides	Ordenar al buzo cerrar los ojos y tocar su piel primero con toque suave, y si no presenta sensibilidad con toque fuerte	Marcha sin mirar al piso: 3 m adelante y atrás
Habla y lenguaje	Movimiento de ojos	Bíceps		Prueba: dedo-nariz-dedo
Orientación témporo-espacial	Simetría facial	Tríceps		El buzo debe tocar el dedo del examinador (aproximadamente a 50 cm de su cara), después su nariz y volver a tocar el dedo del examinador
Memoria reciente	Audición	Extensión de dedos		
Raciocinio abstracto	Sensibilidad facial	Fuerza de agarre		
Cálculos (hacer restar 7 de 100 sucesivamente: 93, 86, 79, etc.)		Miembros inferiores: Cuádriceps		
		Isquiotibiales		
		Flexión y extensión de pies		

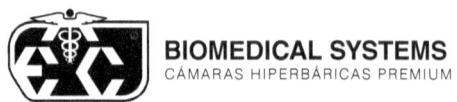

BIOMEDICAL SYSTEMS
CÁMARAS HIPERBÁRICAS PREMIUM

CÁMARAS HIPERBÁRICAS DE ETC

MULTIPLAZA / MONOPLAZA VENTAJAS

- Perfil de recompresión exponencial reduce barotraumas en un 67%
- Diferentes opciones financieras
- Capacitación y educación
- Muchas características y opciones que aumentan el valor de los productos
- mantenimiento y servicio las 24 horas los 7 días de la semana

VENTAJAS DE MULTIPLAZA

- Monitoreo y soporte de pacientes críticos
- Configuraciones personalizadas
- Opciones estéticas de diseño

CONTACTO:
hyperbaric@etcusa.com
+1.215.355.9100
etcHyperbaricChambers.com

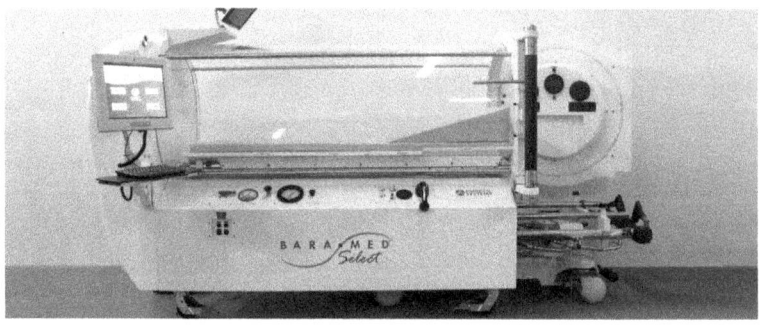

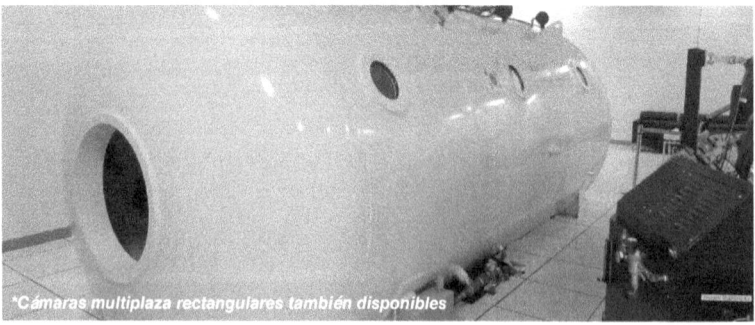

*Cámaras multiplaza rectangulares también disponibles

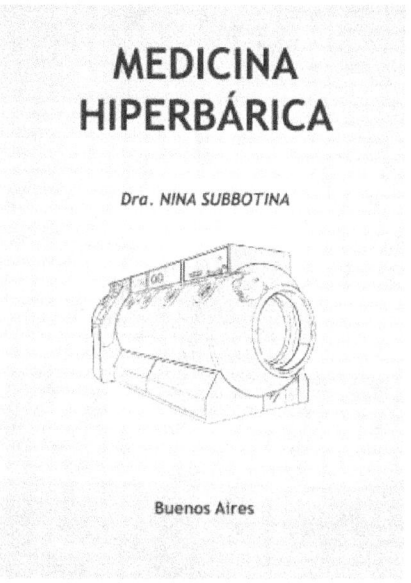

MEDICINA HIPERBÁRICA

Libro en idioma español
400 páginas. Formato A4
ISBN: 987-05-0832-4

Para médicos internistas, cirujanos cardiovasculares, cirujanos plásticos, cirujanos máxilo-faciales, traumatólogos, endocrinólogos, infectólogos, dermatólogos, toxicólogos, especialistas en medicina de buceo, administradores de salud...

Autora: Dra. Nina Subbotina

Adquisición en Argentina: Tel: 11-4963-0030

Adquisición en otros países: www.alexlib.com/nina

Se puede adquirir también en www.amazon.com

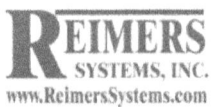
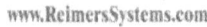

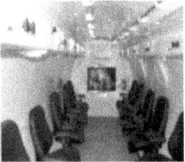
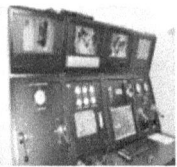
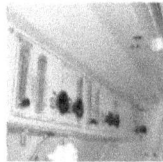

Sistemas completos de cámaras multiplaza   Consolas táctiles   Sistemas de conexión para cascos y máscaras

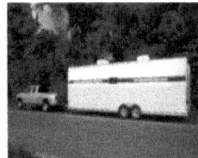
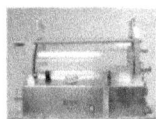
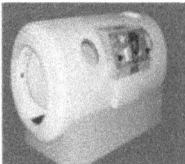

Servicios OHB móviles   Cámaras para investigación   Cámara Monoplaza RSI 4200

PRODUCTOS

- Cámaras multiplaza de diferente capacidad, inclusive sistemas segmentados y control automático
- Cámaras para entrenamiento fisiológico a la altura
- Cámaras para investigación
- Servicios OHB móviles
- Cámaras veterinarias
- Simuladores de respiración para el testeo de performance
- Sistemas de cambio automático de fuentes de oxígeno o mesclas y selección de gases
- Pasacables para medición de oxígeno transcutáneo y otros equipos
- Sistema de cambio de oxígeno por aire en monoplaza
- Sistemas de conexión de cascos y mascaras... Y más...

SERVICIOS

- Configuración de TV/DVD para las cámaras monoplaza y multiplaza
- Sistemas de suministro de oxígeno de diferente capacidad
- Servicio de instalación llave en mano
- Servicio de cambio de ventanas en el local del cliente
- Reacondicionamiento, re-locación y mantenimiento
- Procedimientos operacionales, control de seguridad
- Diseño hecho por computadora y conversión
- Diseño de fabricación y revisión de esquemas
- Cotizaciones

EQUIPOS USADOS DE CALIDAD
Visite nuestro sitio Web y regístrese
www.Hyperbaric-Clearinghouse.com

Reimers Systems, Inc.
www.ReimersSystems.com
info@ReimersSystems.com

8210-D Cinder Bed Road
Lorton, VA 22079
Tel: 1-703-952-0240
Fax: 1-703-952-0244

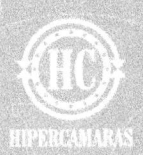

Centro de Medicina Hiperbárica Buenos Aires

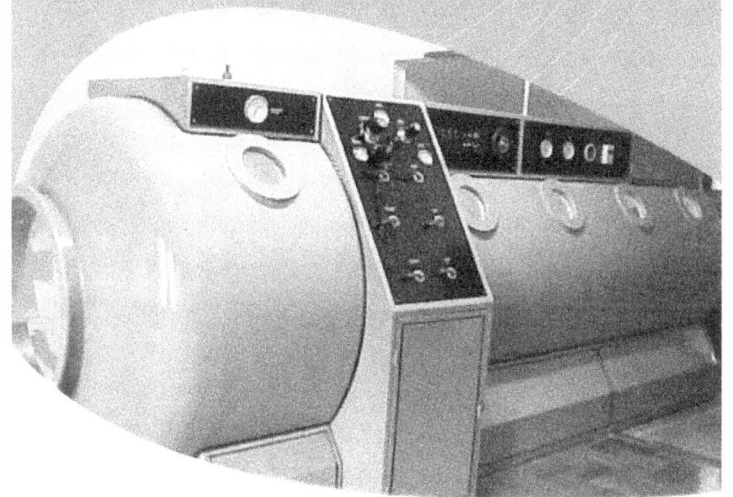

Telefax: 5411-4963-0030/6879

Urgencias (24 horas): 15-4937-3901

hipercamaras@gmail.com

info@hipercamaras.com.ar

www.hipercamaras.com.ar

Ofrecemos cursos de entrenamiento en Medicina Hiperbárica a médicos y trabajadores de la salud.

www.ingramcontent.com/pod-product-compliance
Lightning Source LLC
Chambersburg PA
CBHW051654170526
45167CB00001B/461